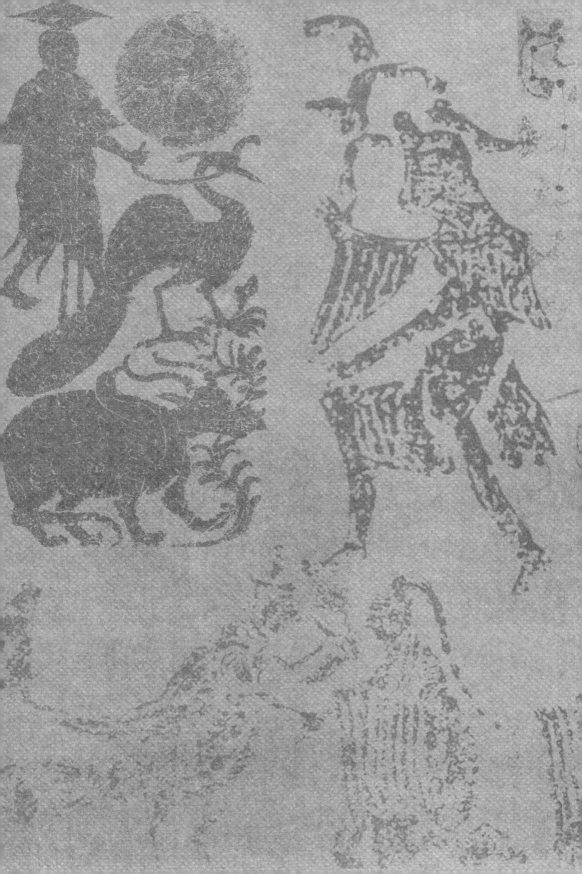

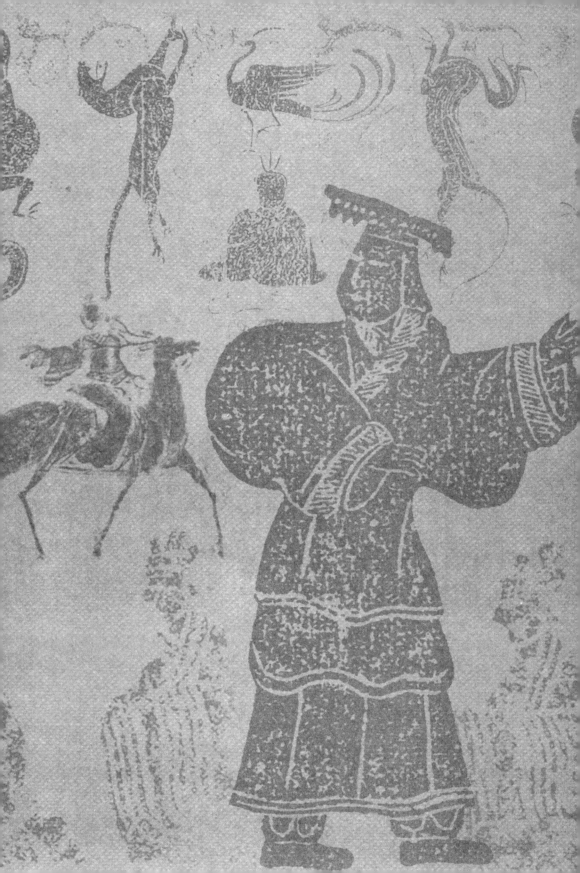

中国古医籍整理丛书

张梦庐先生医案

清·张千里　著

毕丽娟　校注

中国中医药出版社

·北　京·

图书在版编目（CIP）数据

张梦庐先生医案／（清）张千里著；毕丽娟校注．—北京：中国中医药出版社，2015.12
（中国古医籍整理丛书）
ISBN 978 - 7 - 5132 - 2884 - 8

Ⅰ.①张… Ⅱ.①张… ②毕… Ⅲ.①医案—汇编—中国—清代 Ⅳ.①R249.49

中国版本图书馆 CIP 数据核字（2015）第 266042 号

中 国 中 医 药 出 版 社 出 版
北京市朝阳区北三环东路 28 号易亨大厦 16 层
邮政编码 100013
传真 010 64405750
三河市鑫金马印装有限公司印刷
各地新华书店经销

*

开本 710 × 1000 1/16 印张 8.25 字数 44 千字
2015 年 12 月第 1 版 2015 年 12 月第 1 次印刷
书 号 ISBN 978 - 7 - 5132 - 2884 - 8

*

定价 25.00 元
网址 www.cptcm.com

国家中医药管理局
中医药古籍保护与利用能力建设项目
组织工作委员会

主 任 委 员 王国强

副 主 任 委 员 王志勇　李大宁

执 行 主 任 委 员 曹洪欣　苏钢强　王国辰　欧阳兵

执行副主任委员 李　昱　武　东　李秀明　张成博

委　　　　员

各省市项目组分管领导和主要专家

（山东省）武继彪　欧阳兵　张成博　贾青顺

（江苏省）吴勉华　周仲瑛　段金廒　胡　烈

（上海市）张怀琼　季　光　严世芸　段逸山

（福建省）阮诗玮　陈立典　李灿东　纪立金

（浙江省）徐伟伟　范永升　柴可群　盛增秀

（陕西省）黄立勋　呼　燕　魏少阳　苏荣彪

（河南省）夏祖昌　刘文第　韩新峰　许敬生

（辽宁省）杨关林　康廷国　石　岩　李德新

（四川省）杨殿兴　梁繁荣　余曙光　张　毅

各项目组负责人

王振国（山东省）　　王旭东（江苏省）　　张如青（上海市）

李灿东（福建省）　　陈勇毅（浙江省）　　焦振廉（陕西省）

蔡永敏（河南省）　　鞠宝兆（辽宁省）　　和中浚（四川省）

前 言

中医药古籍是传承中华优秀文化的重要载体，也是中医学传承数千年的知识宝库，凝聚着中华民族特有的精神价值、思维方法、生命理论和医疗经验，不仅对于传承中医学术具有重要的历史价值，更是现代中医药科技创新和学术进步的源头和根基。保护和利用好中医药古籍，是弘扬中国优秀传统文化、传承中医学术的必由之路，事关中医药事业发展全局。

1949 年以来，在政府的大力支持和推动下，开展了系统的中医药古籍整理研究。1958 年，国务院科学规划委员会古籍整理出版规划小组在北京成立，负责指导全国的古籍整理出版工作。1982 年，国务院古籍整理出版规划小组召开全国古籍整理出版规划会议，制定了《古籍整理出版规划（1982—1990）》，卫生部先后下达了两批 200 余种中医古籍整理任务，掀起了中医古籍整理研究的新高潮，对中医文化与学术的弘扬、传承和发展，发挥了极其重要的作用，产生了不可估量的深远影响。

2007 年《国务院办公厅关于进一步加强古籍保护工作的意见》明确提出进一步加强古籍整理、出版和研究利用，以及

"保护为主、抢救第一、合理利用、加强管理"的方针。2009年《国务院关于扶持和促进中医药事业发展的若干意见》指出，要"开展中医药古籍普查登记，建立综合信息数据库和珍贵古籍名录，加强整理、出版、研究和利用"。《中医药创新发展规划纲要（2006—2020）》强调继承与创新并重，推动中医药传承与创新发展。

2003～2010年，国家财政多次立项支持中国中医科学院开展针对性中医药古籍抢救保护工作，在中国中医科学院图书馆设立全国唯一的行业古籍保护中心，影印抢救濒危珍本、孤本中医古籍1640余种；整理发布《中国中医古籍总目》；遴选351种孤本收入《中医古籍孤本大全》影印出版；开展了海外中医古籍目录调研和孤本回归工作，收集了11个国家和2个地区137个图书馆的240余种书目，基本摸清流失海外的中医古籍现状，确定国内失传的中医药古籍共有220种，复制出版海外所藏中医药古籍133种。2010年，国家财政部、国家中医药管理局设立"中医药古籍保护与利用能力建设项目"，资助整理400余种中医药古籍，并着眼于加强中医药古籍保护和研究机构建设，培养中医古籍整理研究的后备人才，全面提高中医药古籍保护与利用能力。

在此，国家中医药管理局成立了中医药古籍保护和利用专家组和项目办公室，专家组负责项目指导、咨询、质量把关，项目办公室负责实施过程的统筹协调。专家组成员对古籍整理研究具有丰富的经验，有的专家从事古籍整理研究长达70余年，深知中医药古籍整理研究的重要性、艰巨性与复杂性，履行职责认真务实。专家组从书目确定、版本选择、点校、注释等各方面，为项目实施提供了强有力的专业指导。老一辈专家的学术水平和智慧，是项目成功的重要保证。项目承担单位山东中医药大学、南京中医药大学、上海中医药大学、福建中医药大学、浙江省中医药研究院、陕西省中医药研究院、河南省中医药研究院、辽宁中医药大学、成都中医药大学及所在省市中医药管理部门精心组织，充分发挥区域间互补协作的优势，并得到承担项目出版工作的中国中医药出版社大力配合，全面推进中医药古籍保护与利用网络体系的构建和人才队伍建设，使一批有志于中医学术传承与古籍整理工作的人才凝聚在一起，研究队伍日益壮大，研究水平不断提高。

本着"抢救、保护、发掘、利用"的理念，该项目重点选择近60年未曾出版的重要古医籍，综合考虑所选古籍的保护价值、学术价值和实用价值。400余种中医药古籍涵盖了医经、基础理论、诊法、伤寒金匮、温病、本草、方书、内科、外科、女科、儿科、伤科、眼科、咽喉口齿、针灸推拿、养生、医案医话医论、医史、临证综合等门类，跨越唐、宋、金元、明以迄清末。全部古籍均按照项目办公室组织完成的行业标准《中医古籍整理规范》及《中医药古籍整理细则》进行整理校注，绝大多数中医药古籍是第一次校注出版，一批孤本、稿本、抄本更是首次整理面世。对一些重要学术问题的研究成果，则集中收录于各书的"校注说明"或"校注后记"中。

"既出书又出人"是本项目追求的目标。近年来，中医药古籍整理工作形势严峻，老一辈逐渐退出，新一代普遍存在整理研究古籍的经验不足、专业思想不坚定等问题，使中医古籍整理面临人才流失严重、青黄不接的局面。通过本项目实施，搭建平台，完善机制，培养队伍，提升能力，经过近5年的建设，锻炼了一批优秀人才，老中青三代齐聚一堂，有效地稳定了研究队伍，为中医药古籍整理工作的开展和中医文化与学术的传承提供必备的知识和人才储备。

本项目的实施与《中国古医籍整理丛书》的出版，对于加强中医药古籍文献研究队伍建设、建立古籍研究平台，提高古籍整理水平均具有积极的推动作用，对弘扬我国优秀传统文化，推进中医药继承创新，进一步发挥中医药服务民众的养生保健与防病治病作用将产生深远影响。

第九届、第十届全国人大常委会副委员长许嘉璐先生，国家卫生计生委副主任、国家中医药管理局局长、中华中医药学会会长王国强先生，我国著名医史文献专家、中国中医科学院马继兴先生在百忙之中为丛书作序，我们深表敬意和感谢。

由于参与校注整理工作的人员较多，水平不一，诸多方面尚未臻完善，希望专家、读者不吝赐教。

国家中医药管理局中医药古籍保护与利用能力建设项目办公室
二〇一四年十二月

许 序

"中医"之名立，迄今不逾百年，所以冠以"中"字者，以别于"洋"与"西"也。慎思之，明辨之，斯名之出，无奈耳，或亦时人不甘泯没而特标其犹在之举也。

前此，祖传医术（今世方称为"学"）绵延数千载，救民无数；华夏屡遭时疫，皆仰之以度困厄。中华民族之未如印第安遭染殖民者所携疾病而族灭者，中医之功也。

医兴则国兴，国强则医强。百年运衰，岂但国土肢解，五千年文明亦不得全，非遭泯灭，即蒙冤扭曲。西方医学以其捷便速效，始则为传教之利器，继则以"科学"之冕畅行于中华。中医虽为内外所夹击，斥之为蒙昧，为伪医，然四亿同胞衣食不保，得获西医之益者甚寡，中医犹为人民之所赖。虽然，中国医学日益陵替，乃不可免，势使之然也。呜呼！覆巢之下安有完卵？

嗣后，国家新生，中医旋即得以重振，与西医并举，探寻结合之路。今也，中华诸多文化，自民俗、礼仪、工艺、戏曲、历史、文学，以至伦理、信仰，皆渐复起，中国医学之兴乃属必然。

迄今中医犹为国家医疗系统之辅，城市尤甚。何哉？盖一则西医赖声、光、电技术而于20世纪发展极速，中医则难见其进。二则国人惊羡西医之"立竿见影"，遂以为其事事胜于中医。然西医已自觉将入绝境：其若干医法正负效应相若，甚或负远逾于正；研究医理者，渐知人乃一整体，心、身非如中世纪所认定为二对立物，且人体亦非宇宙之中心，仅为其一小单位，与宇宙万象万物息息相关。认识至此，其已向中国医学之理念"靠拢"矣，虽彼未必知中国医学何如也。唯其不知中国医理何如，纯由其实践而有所悟，益以证中国之认识人体不为伪，亦不为玄虚。然国人知此趋向者，几人？

国医欲再现宋明清高峰，成国中主流医学，则一须继承，一须创新。继承则必深研原典，激清汰浊，复吸纳西医及我藏、蒙、维、回、苗、彝诸民族医术之精华；创新之道，在于今之科技，既用其器，亦参照其道，反思己之医理，审问之，笃行之，深化之，普及之，于普及中认知人体及环境古今之异，以建成当代国医理论。欲达于斯境，或需百年欤？予恐西医既已醒悟，若加力吸收中医精粹，促中医西医深度结合，形成21世纪之新医学，届时"制高点"将在何方？国人于此转折之机，能不忧虑而奋力乎？

予所谓深研之原典，非指一二习见之书、千古权威之作；就医界整体言之，所传所承自应为医籍之全部。盖后世名医所著，乃其秉诸前人所述，总结终生行医用药经验所得，自当已成今世、后世之要籍。

盛世修典，信然。盖典籍得修，方可言传言承。虽前此50余载已启医籍整理、出版之役，惜旋即中辍。阅20载再兴整理、出版之潮，世所罕见之要籍千余部陆续问世，洋洋大观。

许序 二

今复有"中医药古籍保护与利用能力建设"之工程，集九省市专家，历经五载，董理出版自唐迄清医籍，都 400 余种，凡中医之基础医理、伤寒、温病及各科诊治、医案医话、推拿本草，俱涵盖之。

噫！璐既知此，能不胜其悦乎？汇集刻印医籍，自古有之，然孰与今世之盛且精也！自今而后，中国医家及患者，得览斯典，当于前人益敬而畏之矣。中华民族之屡经灾难而益蕃，乃至未来之永续，端赖之也，自今以往岂可不后出转精乎？典籍既蜂出矣，余则有望于来者。

谨序。

第九届、十届全国人大常委会副委员长

许嘉璐

二〇一四年冬

王 序

中医学是中华民族在长期生产生活实践中，在与疾病作斗争中逐步形成并不断丰富发展的医学科学，是中国古代科学的瑰宝，为中华民族的繁衍昌盛作出了巨大贡献，对世界文明进步产生了积极影响。时至今日，中医学作为我国医学的特色和重要医药卫生资源，与西医学相互补充、相互促进、协调发展，共同担负着维护和促进人民健康的任务，已成为我国医药卫生事业的重要特征和显著优势。

中医药古籍在存世的中华古籍中占有相当重要的比重，不仅是中医学术传承数千年最为重要的知识载体，也是中医为中华民族繁衍昌盛发挥重要作用的历史见证。中医药典籍不仅承载着中医的学术经验，而且蕴含着中华民族优秀的思想文化，凝聚着中华民族的聪明智慧，是祖先留给我们的宝贵物质财富和精神财富。加强对中医药古籍的保护与利用，既是中医学发展的需要，也是传承中华文化的迫切要求，更是历史赋予我们的责任。

2010 年，国家中医药管理局启动了中医药古籍保护与利用能力建设项目。这既是传承中医药的重要工程，也是弘扬优秀民族文化的重要举措，不仅能够全面推进中医药的有效继承和创新发展，为维护人民健康做出贡献，也能够彰显中华民族的璀璨文化，为实现中华民族伟大复兴的中国梦作出贡献。

相信这项工作一定能造福当今，嘉惠后世，福泽绵长。

国家卫生与计划生育委员会副主任

国家中医药管理局局长

中华中医药学会会长

王国强

二〇一四年十二月

马 序

新中国成立以来，党和国家高度重视中医药事业发展，重视古籍的保护、整理和研究工作。自 1958 年始，国务院先后成立了三届古籍整理出版规划小组，分别由齐燕铭、李一氓、匡亚明担任组长，主持制订了《整理和出版古籍十年规划（1962—1972）》《古籍整理出版规划（1982—1990）》《中国古籍整理出版十年规划和"八五"计划（1991—2000）》等，而第三次规划中医药古籍整理即纳入其中。1982 年 9 月，卫生部下发《1982—1990 年中医古籍整理出版规划》，1983 年 1 月，中医古籍整理出版办公室正式成立，保证了中医古籍整理出版规划的实施。2002 年 2 月，《国家古籍整理出版"十五"（2001—2005）重点规划》经新闻出版署和全国古籍整理出版规划领导小组批准，颁布实施。其后，又陆续制定了国家古籍整理出版"十一五"和"十二五"重点规划。国家财政多次立项支持中国中医科学院开展针对性中医药古籍抢救保护工作，文化部在中国中医科学院图书馆专门设立全国唯一的行业古籍保护中心，国家先后投入中医药古籍保护专项经费超过 3000 万元，影印抢救濒危珍、善、孤本中医古籍 1640 余种，开展了海外中医古籍目录调研和孤本回归工作。2010 年，国家财政部、国家中医药管理局安排国家公共卫生专项资金，设立了"中医药古籍保护与利用能力建设项目"，这是继 1982～1986 年第一批、第二批重要中医药古籍整理之后的又一次大规模古籍整理工程，重点整理新中国成立后未曾出版的重要古籍，目标是形成并普及规范的通行本、传世本。

为保证项目的顺利实施，项目组特别成立了专家组，承担咨询和技术指导，以及古籍出版之前的审定工作。专家组中的许多成员虽逾古稀之年，但老骥伏枥，孜孜不倦，不仅对项目进行宏观指导和质量把关，更重要的是通过古籍整理，以老带新，言传身教，培养一批中医药古籍整理研究的后备人才，促进了中医药古籍保护和研究机构建设，全面提升了我国中医药古籍保护与利用能力。

作为项目组顾问之一，我深感中医药古籍保护、抢救与整理工作的重要性和紧迫性，也深知传承中医药古籍整理经验任重而道远。令人欣慰的是，在项目实施过程中，我看到了老中青三代的紧密衔接，看到了大家的坚持和努力，看到了年轻一代的成长。相信中医药古籍整理工作的将来会越来越好，中医药学的发展会越来越好。

欣喜之余，以是为序。

中国中医科学院研究员

马继兴

二〇一四年十二月

校注说明

《张梦庐先生医案》，清代张千里著。张千里（1784—1839），字子方，号梦庐，祖籍浙江嘉兴，徙居桐乡青镇（今乌镇）后珠村。为清代"浙西三大医家"之一。其所遗医案甚丰，目前存有《张梦庐先生医案》《张千里医案》。

《张梦庐先生医案》，又名《珠村草堂医案》。共收载张氏医案134首，所载医案以内科杂病为主，兼涉妇科、儿科、皮肤科等。各案主要证候、病机、治法记述详细，处方配伍灵活，药物剂量明确。

《张梦庐先生医案》现存门人徐国琛编，休宁程麟书抄本，藏于中华医学会上海分会图书馆，三册；张光昌编辑抄本（简称"光昌抄本"），藏于上海图书馆；门人徐国琛编辑，潘文清重录，藏于上海中医药大学图书馆，共四册；荥阳恂斋抄本，藏于上海中医药大学图书馆。本次整理综合版本品相、医案数量、理法方药是否齐全等方面，最终确定以休宁程麟书抄本为底本，其他各本为校本进行校勘。

本次整理遵循如下原则：

1. 采用简体横排形式，对原文加以标点。

2. 凡底本中因写刻致误的明显错别字，予以径改，不出校。

3. 底本中的异体字、俗字及古字，予以径改，不出校。

4. 对原文中个别冷僻字词加以注音和释义。

5. 底本医案有序号，其中14个医案（2～15案）有病证名，其余均无。现依据正文补上病证名，且将二诊、三诊等并入初诊，并提取目录。

6. 底本书末录有《冷庐医话》中所载张梦庐先生诊治寒疝宿饮医案，内容与本书整理后的第 68 则医案同，故删。

目 录

一、支 饮

闽浙制府①孙平叔尔准大人，体丰胃强，饮啖有兼人之量，加以节性禔躬②，诚为松柏贞固矣。两年来肿症屡发，其发也，肿自下起，由足及腹，上至头面、手臂，甚则痰多食少，动辄气逆不能平卧，茎囊俱肿，小溲淋漓。其退也③，大都专科以草药为丸为醴，峻剂逐水或从两足旁溢，或从大肠直泻。所用之药虽秘不肯泄，然投剂少而见效速，其峻利可知矣。且尝之味辛涩螫喉，所尝仅似黍米，而味留舌本逾时不去，则其峻利又可知矣。自前年秋冬至今，反复再四④，其情状大略如斯。今诊得脉象右三部弦而虚，其弦见于浮中两候为多。左手因偏倚支撑，气滞益甚，皮肤肿厚，按之至骨，关部微细，寸尺尤甚。神色萎悴，气息促逆，项以代头，尻以代踵。痰稠色黑，咯之难出，溺少欠利，其色黄赤。日食不过四五盏，而饮仅得其一。虽唇黑，缺盆平、脐突、足心满、背平等恶候俱尚未见，且幸神观不衰，音吐洪亮，然亦疲惫矣。夫水肿之为病，其所以致此者不一，而其为状亦不一，与身中之元气相为起伏消长，屡攻屡退，屡退屡复。其复也，病者咎医者之治理未善，医者咎病者之调养失宜，而不知水肿

① 制府：清代对总督的尊称。
② 禔（zhī 之）躬：受福安身，修身。
③ 其退也：此 3 字原脱，据光昌抄本补。
④ 四：此字原脱，据光昌抄本补。

之为病，本如是之反复不常也。夫治水之道，行所无事耳，疏凿决排、堤防导引，皆宜就水之性以顺其流源。源流即须明辨，次第尤当审详，稍不如法，鲜奏肤功①。今承明问，究厥指归。将正其名，则支饮为本，皮水为标；将究其源，则思虑伤脾，劳努伤肝。盖脾不能为胃行其津液，则水谷、酒醴、肥甘，焉能输精布气，运中枢以达四末，留酿淫溢皆为痰饮、水浊，加以肝经风木鼓荡偏越，则所聚之阴浊，排躯壳、廓胸腹、遏经隧、壅肤腠，以致便溺皆涩，寝食俱废，无所不至，害有难以胜言者。故愚谓蓄而聚者为饮，盈而溢者为水。饮为水之源，水为饮之流。非徒逐水可以奏功，又必究极其饮；非徒涤饮可以了事，又必探讨其所以聚饮之源。况此症又有风木之邪乘间窃发，或推或挽乎？况又贤劳如此，倚毗②爱戴如此。以六旬之高年，困两③载之积患，末学浅陋而欲借箸代筹④，计出万全，不啻如鳌戴⑤之重矣。竭思殚力以图报称⑥，必将和肝脾、开鬼门、洁净府，三者虽有主客轻重缓急，然

---

① 肤功：大功。肤，伟大。

② 倚毗（pí 皮）：倚重亲近。

③ 两：此字原脱，据《三三医书》补。

④ 借箸代筹：原意是借筷子来指画当前的形势。后比喻从旁出主意。箸，筷子；筹，过去用以计算的工具，引伸为策划。出自《史记·留侯世家》："请借前箸以筹之。"

⑤ 鳌戴：传说谓渤海之东有大壑，其下无底，中有五座仙山，常随潮波上下漂流。天帝恐五山流于西极，失群仙之居，乃使十五巨鳌轮番举首戴之，五山才峙立不动。出自《列子·汤问》。后以此比喻负荷重任。

⑥ 报称：报答。

可偏废乎？脾复其输运之职，肝复其疏泄之常，则泛滥者或可循途归壑，偏溢者庶可风息浪恬。今专科投剂，逾旬似获小效而克期又于迁旷，且窃观其用法，亦似小有掺纵。敬尊钧谕，徐俟①其成效，而乐安澜②之庆。再容退而静思，博考医籍，以备万一驰驱之用，敬论如左。

其时宫保病已濒危，犹确守草头方牢不可破，前夕复奏云"病已愈，再得调养匝月便可视事"。以奏稿出示予，心懔不敢疏方，劝其停药，因命推论病情如此。

昨午进谒，窃窥视大人色脉神气，皆似惫不可支，肿即复盛，溺又渐少，而钧谕谆谆与左右侍奉之人，似皆以为逐水之外更无紧要之着，而不知水之为病，在肾为本，在肺为标。脾土既无堤防，肝风又加鼓荡，愈壅愈逐，愈逐愈壅，驯③至中州陆沉，水泉下竭，犹复断除饮食，屡进疏凿。天下岂有粮饷不继，转战无前，尚可望其收功末路者乎？盖由于专科之医草率无知，守一己之师传，图侥幸于万一，以治藜藿④劳形之法，概施诸君民倚赖之身，效则国之福也，不效则虽食其肉，犹可逭⑤乎？此愚之所以痛心疾首，而进停药之说也。夫药犹兵也，不得已而用之，以去病耳。表、散、攻、逐所以去病也，温、清、

---

① 俟：原作"续"，据光昌抄本改。
② 安澜：水波平静。比喻太平。
③ 驯：逐渐地。
④ 藜藿：本义指粗劣的饭菜，此指贫贱之人。
⑤ 逭（huàn 换）：逃避，躲避。

和、解所以补偏①救弊以适于中也。然犹有补益培养之法，即或病未尽去而正先虚，尚有攻补兼施，补泻兼进等法，参互错综，必至于有利而无弊。从未有病两年，发已数次，不辨病之浅深，体之虚实，只以峻下一法，即可屡投而屡效也。盖此症之起，初由饮啖兼人，胃强脾弱，继则忧劳过度，气竭肝伤。饮食所入，脾不能为胃行其津液，上输于肺，下利膀胱，通调水道。流之壅由乎源之塞，不探其本，而徒逐其末，岂止邻国为壑②哉？将必竭一身之津液血气尽付沃焦，漏卮③无当，涸可立待。故愚以为此时肿非水也，气也；此时之溲涩非水道之不通，水泉之竭也。若再守饮食之属禁，进暴戾之劫剂，初何异剿寇用兵而无节制，则兵反为寇，济师无饷而专驱迫，而民尽为仇？大人何忍以千金之躯，轻供孤注之一掷耶？然专科之攻伐既不可以用矣，而补养之剂何以又不亟进？盖草药悍烈之性留未尽化，遂以补养之药接踵而进，不但虑其反兵而斗，且恐助其虐而滋其戾。夫藉寇兵资盗粮，诚不如安堵休兵，待时而动之为万全也。扰攘之后，相与休息。古人诚有糜粥充养之法，伏望大人放下万缘，静养数日，返

---

① 偏：此字原脱，据光昌抄本、《三三医书》补。

② 邻国为壑：意为将邻国当作大水坑，把本国的洪水排泄到那里去。比喻只图自己一方的利益，把困难或祸害转嫁给别人。出自《孟子·告子下》。

③ 卮：古时用来盛酒的器具。

观内听，与病相忘，频进糜粥以养其胃①，俟②其胃中冲和之气稍稍来复，灌溉周身，濡养百脉充满，然后流动，将必有不期肿之退而自退，不期溲之利而自利者。苟或不然，然后审机度势，计出万全，大人之师定能贞吉。又或不然，则专科之草药仍在也，更进而谋之，或不虑饥兵之噪矣。

宫保阅昨日之论，知病已莫挽，予之不肯投剂明矣。因谓："昨读公之案，切实晓畅，惜遇之不早耳。然公慎弗即去，幸少留，或有万一转机，须求斡旋，停药静养，虽属权辞，然亦颇近理，但家人、属吏或谓千里求医，幸得远来，如何袖手不为引援，请公再以停药之说著论一篇，以慰谕之，免致相聒不已。"移时传谕军门、将军、抚按以下各抄一纸以去，咸知宫保之病必不起矣。越七日果薨③。珠村草堂又记。

二、时毒化成疹瘩

嘉兴周氏　时痧之毒，吸受颇重，又当烦劳之后，其毒由口鼻吸入，渐行三焦，以致壮热咽痛，目赤咳呕。痧虽外现，毒自内扰，大吐大泻，此正痧毒欲达不达之候。此时不治其痧，而反治呕泻，不但认客做主，而且痧毒益

---

① 其胃：此2字原脱，据光昌抄本补。
② 俟：此字原脱，据光昌抄本补。
③ 薨（hōng 烘）：古代称诸侯或有爵位的大官死去。

难清化矣。今病将四旬，蒸热汗多，耳钝目眵，齿燥舌黄，口渴胸闷，咳欠爽，白疹现而未透，脉濡弦滑数。其势必将白疹畅发，然后内蕴之痧毒始得清解。盖痧为邪入心肺，欲出之时，不因势利导之，所以扰攘至此。今其未尽之邪，幸得还归于肺，而自寻出路，则咳与白疹正是肺邪宣化之路，必须急急相助为理，使其速化，切勿舍脉症而妄猜疑，议补议温，反助虐矣。至于前次之泻，正是痧毒不能达肺，则反走大肠耳。此时求其宿垢即来，正不可得，何患复泻耶？议用滋气通阳宣肺法，冀其咳爽痰出疹透，毋使客邪逗留致伤正气。

沙参一钱半　杏仁三钱　橘红一钱　连翘三钱　牛蒡一钱半　川贝一钱半　山栀三钱　通草一钱　滑石三钱　豆卷三钱　花粉二钱　芦根一尺　枇杷叶二张

复诊：

痧毒时邪得达归于肺，白疹畅发数次，表热才退，神识才清，耳聋舌黄等症亦渐退舍，稍能进粥假寐，喜有转机矣。但湿热为熏蒸黏腻之邪，本难骤清，况经二十余日扰攘，邪留既久，正伤实多，此时目赤虽开，咳痰欠爽，稍侧眠痰气辄上壅，口糜耳鸣，大便黑溏，又两日不行。脉左虚，右濡滑大。论脉症，邪之浮越于气表者，已得化疹，而邪之凝肺胃者，尚须化痰。清痰则热净，盖痰则热邪蕴酿而成也。病势虽若安完，然痰务去尽，尚须着力小心。议滋清肺气、清养胃阴，冀其日臻化境。

洋参一钱半　川贝一钱半　杏仁三钱　滑石三钱　连翘三钱
山栀三钱　豆卷三钱　甘草五分　芦根一尺　枇杷叶二张　鲜
生地四钱

三、阴虚感燥　咳痰痔发

　　嘉兴金　阳虚之体，嗜酒则湿益胜，湿酿为痰，则有心烦、胆怯、手振、膊冷、足软等症矣。前月身热，左胁痛，咳嗽痰多，原属暑风袭肺为病，甚至寐中坐起，如魇如迷，此足见心气素馁，而痰火易致内扰也。以后咳逆虽退，而痰火究未清化，肺移热大肠，则旧痔复发，仅流滋水，不足泄其下移之痰火，所以肛左复痛，临圊则气膹坠而痛益甚，寒热交作，舌白面㿠，汗多，脉沉候见数，此阳明大肠痰火未清。近来秋令，金气易燥，宜清养肺金与大肠，以化痰火而润燥金之气。

　　洋参一钱半　麦冬三钱　石膏四钱　杏仁三钱　川贝一钱半
槐米三钱　银花三钱　甘草五分　紫苑一钱半　枇杷叶二张　阿
胶三钱

四、中伤呃逆　水肿复萌

　　梅里张东郊　饮食不节，骤伤中阳，以致呃逆。夫人身之阳，宜通达不易壅郁。既阳伤呃作，则不能敷布热矣，所以水肿旧恙复萌。凡水肿多门，其源不外肺脾肾，治法不外开鬼门、洁净腑，实脾温肾。今肿由下渐及于上，便溺涩少，舌鲜苔白，脉沉涩，喉间痰气有音，啖肥浓有味，而杳不思谷，其为肺失治节，胃失敷布显然。此时宜宣肺养胃，以调气化，资谷气为要，俾不致水浊上潜，清阳日窒，而遽喘逆，即可缓冀肿退。

杏子汤加五味十粒　干姜六分　橘皮一钱半　洋参一钱半　防己二钱　枇杷叶三钱　苗叶三钱　茯苓皮三钱

五、中虚阳微　便溏湿胜

梳妆桥沈　身热不壮，经月不解，脘右痞有形，自觉汤饮入胃皆痞滞不运。今耳聋舌绛虽退，便溏、腰痛、手足疼，间有错语，脉虚涩。此属嗜酒阳微之体，痰饮湿浊留踞中焦，则虚阳不得敷布及于四末，时渐新凉，深恐转痢，殊非轻候。

六君去术加桂枝四分　白芍一钱半　麦冬三钱　苏子二钱　蛤壳三钱　竹茹一钱半

六、中　损

匠人浜王　烦劳伤阳，嗜酒亦伤阳，阳虚则水谷精微易酿痰饮，而肝脾亦不统血。近年来失血与饮咳屡发，年仅六旬，形气颓然，肉削神疲，脾胃之本实先拔矣。春来饮咳逡巡①，至夏不复。究其所苦，虽无主名，只此寝食

① 逡（qūn 困）巡：滞留。

乖忤，而脾胃之虚昭著。况右卧不适，起坐气逆，皆右降不及之明证。交秋咳较甚，而继便泄，因之胃益钝，神益疲，时有虚热，倏起倏退，此非客气外感之咳泄，乃阳虚之体，肺脾易感秋风肃杀耳。脉右沉细弦数，左弦而坚，其大数倍于右，此非肝之有余，实因肺脾肾之不足耳。是属中损，上行为咳，下行为泄，均不可轻视，议专与调中，安其寝食。

党参三钱　橘皮一钱半　云苓三钱　半夏一钱半　麦冬三钱
甘草四分　五味十粒　秫米二钱　阿胶二钱　大枣二枚

七、风中腑络

湖州周氏　向有偏头风痛，甚则为眩为呕。今烦劳伤阳，阳虚风动，旋扰清空，络脉弛懈，徒觉右肢痛而左肢不用，是风即在左也。迄今五日，呕吐痰饮已止，右额微肿而痛，食少便结，脉涩而虚。此腑络兼中之症，痰为虚痰，风为内风，宜清养阳明、柔熄厥阴，期其渐愈。曾有便血，当此燥令，尤须远刚用柔。

洋参一钱半　橘皮一钱半　茯苓三钱　丹皮一钱半　茶菊一
钱半　阿胶二钱　桑叶三钱　钩钩三钱　稽豆衣三钱　胡麻仁一
钱半　羚羊角六分　丝瓜络三钱

八、吐　血

杭州吴　春初咯血不多，越数日咳嗽即作，迄今不止，右背胁时痛，蒸热，舌胀苔黄，脉濡，左小弦缓数。此属肺胃湿热蒸郁，伤络则失血，阻气则作咳也。体本气血两虚，然兴利必先除弊，宜急急清养肺胃，以和络止咳为先，毋使久嗽成损。

洋参一钱半　川贝二钱　橘红一钱半　云苓三钱　桑叶一钱半　甘草四分　杏仁三钱　米仁三钱　鲜生地三钱　芦根一尺　冬瓜子三钱　枇杷叶三钱

九、热邪伤肺胃

善琏杨　肠腑已通，所下宿垢颇多。肠通则胃和，而肺亦降，今寝食俱安，热退痰多，耳聪目明，舌边红，苔薄白，脉濡小和缓，论症情已臻安善矣。凡感症之后，食复、劳复最宜谨慎，治法亦不宜骤补，清养肺胃大肠，以通为补，得寝食渐复其常，即是不补之补。

洋参一钱半　橘皮一钱半　茯苓三钱　石斛三钱　杏仁三钱　川贝一钱半　丹皮一钱半　米仁四钱　鲜生地三钱　甘草六分　枇杷叶三钱

一〇、湿热阻络　手足不用

嘉兴陆　左腕右膝痛甚于他处，痛属风，肿属湿属热，未可执定前贤"风寒湿三痹"论治也。体肥必多湿，必畏风。当此湿热蒸郁之时，稍感外邪，则痹痛作矣。迄今旬日，投羌桂彻作咽痛，而胃钝便溏，身动则痛剧，驯至头额肢体热，口干舌燥有裂纹，苔黄气粗，惊惕少寐，间有错语，自觉神思不清。脉滑大数，左弦数，其为阳明热痹，痹在络脉，不在筋骨明矣。痹即在络脉，则驱壳之病，虽重无碍。今热灼阳明，内迫心胃，则高年岂可轻视。右滑大显属湿热酿痰，胃热及肺。急宜滋肺胃、清心营，以化热化痰为要，因症施治，不致痰热内发则吉。

洋参一钱半　米仁三钱　防己二钱　石膏四钱　丹皮二钱川贝二钱　赤苓三钱　芦根一尺　鲜生地三钱　羚羊角六分天竺黄一钱半　桑叶三钱

一一、痰　火

善琏孙氏　素有痰火，火风发痫厥居年。眩悸耳鸣，消渴便难，肺胃津气既虚，则痰湿尤易凝聚。今湿令气蒸，胸次欠抒，知饥不运，足酸脉滑，干咳音涩，宜滋养脾胃津气，以化痰湿。

洋参一钱半　杏仁三钱　川贝二钱　橘红一钱半　米仁四钱石膏四钱　赤苓三钱　桑叶三钱　火麻仁三钱　阿胶二钱　天竺黄二钱　枇杷叶四钱

一二、左腿溃疡　兼有疝气

湖州孟　左腿之溃疡，脓少肿消，收敛已易。大便日行一度，干而老黄，小溲之腑渐调，则疝气自当减退。今腹满已和，惟囊肿尤未尽消，脉象濡弦，舌质鲜赤，足见气未全抒，而营液未免为湿热扰攘，小有耗损。所幸寝食渐和，可望缓缓充复。宜养肝阴胃汁以顾正，疏腑调气以平疝。

生地三钱　白芍一钱半　丹皮一钱半　首乌三钱　牡蛎六钱　党参二钱　泽泻一钱半　小茴八分　川楝子二钱　青皮一钱半　橘核三钱　丝瓜络二钱　佛手柑一钱半

一三、吐血挟湿热

菱胡章　微寒而热，继以呕吐，食物之中稍稍夹血，迄今七日。蒸热易汗，面目黄，舌黄，知饥不能多食，便日行而不畅，脉濡滞而不流利。此湿热蒸郁阳明，稍有肝郁之火扰动阳络，以致咯血小动。然蒸郁之湿尚未化解，宜疏腑以化湿为主，则热自退而胃自和矣。

洋参一钱半　橘红一钱半　云苓三钱　谷芽三钱　枳壳一钱　米仁三钱　川连五分　茵陈三钱　泽泻一钱半　藕节三个　芦根一尺

复诊：

脉濡，面目溺色皆黄，此湿热蒸郁将成黄疸，宜急为疏腑通畅以化湿。

党参一钱半　橘皮一钱半　云苓三钱　谷芽三钱　山栀三钱　豆豉三钱　枳壳一钱　茵陈二钱　川连五分　泽泻一钱半　藿梗一钱半　佩兰一钱半

一四、湿热阻气　酿成瘪疹

新塍朱　身热半月无汗，大便先曾微溏不多，近更四日不便，耳聋齿燥，舌苔黄腻厚干而不甚渴，瘪点隐现，时有谵语，胸脘不抒，脘满而坚，脉小弦滞。此湿积阻遏，气腑壅滞，病全在表。虽渐作咳，未能由肺宣解，恐昏狂踵至。急宜疏里气、通腑滞，以期速化，里通可望表解。议苦辛淡渗芳香兼进法。

厚朴一钱　枳壳一钱半　连翘三钱　杏仁三钱　山栀三钱　淡芩一钱半　建曲二钱　赤苓三钱　橘红一钱半　霍梗一钱半　芦根一尺

一五、肠　痈

马覆沈氏　去秋胎前发盘肠痈，产后脐中虽仍流脓，而肠腑之滞究未清化。近更时邪发痧，以致宿呛益甚，腹笥①更膨，便难溺涩，食少带重。急宜疏理肺胃大肠，希冀获效。

洋参一钱半　橘红一钱半　云苓三钱　杏仁三钱　川连四分　米仁四钱　山栀三钱　丹皮一钱半　枳壳一钱　大腹皮二钱　枇杷叶一钱　丝瓜络三钱

---

①　腹笥（sì 寺）：原指学识丰富，典出《后汉书·文苑列传》："腹便便，《五经》笥。"此处指腹部。

一六、音涩便秘

梅里祖　咽嗌不利，音涩涎稠，舌黄口腻殊苦，吞咽纳食日减，而脉仍洪滑，两寸尤甚，口臭溺黄，便闭①不行，其在吸门②无疑矣。《经》云：喉主天气，咽主地气③。谓喉主出而咽主纳也。今为烟辛酒热，上伤清阳，吸门枯燥，大失润泽之利，会厌木强，不司阖开之权，若脉微神弱，自宜专与滋养。今脉盛于上，而口臭溺黄，便闭不行，所谓地道不通，则天气不降矣。当从经旨，上病取下之法，希冀弋获。

洋参一钱半　橘红一钱半　云苓三钱　桔梗六分　枳壳一钱
厚朴一钱　苏子二钱　葛花一钱　鸡内金二钱

煎就，加荸荠汁、白蜜、姜汁、大黄再煎，乘热呷嗌。

一七、咳嗽失血

石门颜　自幼阳弱腠疏，易感善咳。去秋至今咳嗽不止，遂致失血屡发。血病初起，原属忧郁惊悸而来，至于咳久则阳络勃动，所以仲冬及仲春两次较多也。血屡去则

---

①　闭（bì 必）：大小便不利。
②　吸门：七冲门之一，指会厌。会厌是掩盖气管的器官，也是呼吸纳气的枢纽，故称。
③　喉主天气咽主地气：语出《素问·太阴阳明论》。

阴亦虚，身热晡^①盛，口燥咽痛，侧左则胁痛，侧右则气逆，此肝升太过，肺降不及，自然之理也。凡失血家最忌咳，况咳久至半年有余耶？今脉象芤虚弦迟，尚无躁动等弊，然气血两虚已有明证，惟宜耐心却虑，善自调养，期其缓缓热退嗽止，不致延成损怯为幸。

洋参一钱半　川贝二钱　杏仁三钱　紫苑一钱半　丹皮一钱半　米仁三钱　甘草四分　茅根四钱　鲜生地四钱　驴皮胶二钱　地骨皮二钱　枇杷叶三钱

一八、中络兼腑

嘉善杨　向有痰火，气急易嗽，晨圊痔必翻，非揉捺^②不能收，甚或痔血大来，此足见肺胃大肠气血两虚久矣。今卒然神思烦乱，并无晕仆，而肢遽不能用，舌蹇涩，便闷旬日才行，干少溏多，溲频数而涩少且赤，嗽痰颇浓，息有音，少寐易烦，不昏瞀^③而间有错语，此属老年气血两虚。春夏之际，不耐大气升泄，虚阳化风，挟痰火勃动于中，而外阻其络脉，内扰其神志也。据现证是中络兼腑，初时肢不用，今渐能运动而肌肤痛痒无关，是不仁也。不仁为血虚，偏右则气亦虚矣。但舌苔满白而厚，是气燥津虚。脉濡而弦，两寸较大，是心肺两虚而有痰。

---

① 晡（bū 逋）：申时，下午三点到五点。
② 捺（nà 那）：用手按，抑制。
③ 昏瞀（mào 帽）：神志昏乱。

心主血，肺主气，虚则火易上升，而气易下滞，所以有数圊、易怒、多烦、少寐等弊矣。此时欲益气而不滞痰，养血而不腻膈，庶乎虚实兼顾。据愚见宗古人痰火内中者，先治其内，务使神明不为痰火所扰，心君泰然则百体从令矣。即或肢体之不仁，未能遽复，不妨缓为图治，况心主血脉，气清则血脉之通亦易。

洋参一钱半　橘红一钱半　云苓三钱　半夏一钱半　枳实一钱　枣仁三钱　山栀二钱　川贝一钱半　阿胶一钱半　甘草四分　莲子三钱　竹叶一钱半　冬桑叶三钱

约服五六剂，若得寐渐长，舌白稍薄，喉间痰气不致有音，去半夏、枳实，加大生地、杏仁、火麻仁。若大便复闷，慎勿遽与通利，必俟其急迫屡圊不来，不得已暂用搜风顺气①丸。

复诊：

舌苔已退，而舌质胖，痰来清薄，气息抒徐，大便畅行，溏而老黄者数次。今又七日不更衣，溲渐通利，而色未清，胃纳尚和，夜未酣睡，痔外翻而腐，续下痰物，或中有痔血夹杂，亦未辨别。视诸症大都痰渐化而火未熄，阳明肠胃津液虚耗，遽难充和，所以寐少而便复秘，不独痔翻之尤昭著也。阳明外主肌肉，内主津液，虚则无以灌溉，输肌肉而束骨利机关之权亦弛而不张，右肢之不仁，

---

① 气：此字原脱，据光昌抄本补。

盖由于此，不仁则不能用矣。今欲求其不致成废，当先养阳明以存其津液，胃和则寐安，肠通则便调而痔收，治内即所以治外也。脉得濡，两寸独大。大非心肺之有余，乃虚阳之上潜耳，故耳鸣舌胖，心烦易怒，毕露其机缄①。时当大气升泄，宜柔静通养为主，久久若得步履稍可亸曳②，便能扶杖逍遥矣。

　　洋参一钱半　麦冬三钱　黄芪一钱半　茯神三钱　陈皮一钱半　石斛三钱　白芍二钱　甘草五分　生地三钱　阿胶三钱　枣仁三钱　冬桑叶三钱　柿饼一枚　黑芝麻三钱

复诊：

　　不仁为气血不通，先宜通养阳明，前案论之详矣。今右肢渐知痛痒，足见脉络渐有流通之意，但大便坚涩，脉象沉滞，耳鸣舌蹇，神气不振，欲望阳明肠胃之充和，以期气滞血润尚远。然此症首重肠胃，必须穷究其所以难通之故。老年风秘，前贤多责诸血液之虚。想近年来痔血之虚，亦复不少，血虚则风动，欲肠胃之润，则养血正不可少。今胃气较醒，似可参入濡润养血之品矣。

　　党参一钱半　麦冬三钱　杏仁三钱　生地三钱　炒苏子一钱半　炒归身三钱　柏子仁三钱　阿胶二钱　川贝二钱

复诊：

　　肢体热痒而疼，是血虚风燥所致。脉络如此，肠胃益

---

① 机缄（jiān 兼）：事物变化的要紧之处。
② 亸曳（duǒyè 躲叶）：筋脉弛缓无力。亸，下垂。

可知矣，所以便难必越数日也。高年中风，大都血液不充，内风旋扰之故。前贤有侯氏黑散①，以内填五窍，以防风之复袭；有地黄饮子，以内养营液，以御风之内生。皆笃论也。而便难一症，尤为血虚的证，所以风秘治法亦不一，然又须因时制宜，察病制方。今未入秋而先形内燥，将来何以御秋燥正令？计惟有久为之图，用清燥救肺汤未雨绸缪，稍参和络养胃法，冀其腑通，然后和络。清燥救肺汤加味②。

苡仁　橘皮　大生地　桑叶　石膏　甘草　人参　胡麻仁　阿胶　杏仁　麦冬　枇杷叶

一九、痿躄

嘉善汪　先觉左足中指斜连外侧之筋酸痛，驯至两足皆痿，弹曳不良于行者，已两年余。脉沉迟，便艰，舌微白，此湿热郁于肺胃，而成痿躄③也。肺病则治节不行，故痰多而不耐右卧；胃病则大筋软短，小筋弛长。日久病深，难望全愈，若得扶杖徐行，庶可逍遥晚岁。

洋参一钱半　防己一钱半　石膏四钱　米仁三钱　归须三钱　木瓜二钱　牛膝二钱　知母一钱半　阿胶一钱半　黄柏五分　豨莶草一钱半

---

① 侯氏黑散：出自《金匮要略·中风历节病脉证并治》。
② 味：原无，据文义补。
③ 痿躄（wěibì 委闭）：下肢萎弱不能行。痿：身体某部分萎缩或失去机能。

二〇、风温引动内饮

官窑沈　痰饮内乘，疝气上逆，纠结于中，月余不解。脘与左胁痛，微咳，胃钝便溏，原属肝胃为病，舟行感风，风温外袭，引动内饮，以致身热微寒，汗多咳盛音涩，便反干结。调治旬日，痰出已多，疝冲亦平，而舌赤口干，右脉小而虚，是肺胃风温之热犹未尽化，津液未免耗损。此时宜专养津液，以化风温之余热，以理肺胃之痰气，不必更虑病逆肝横矣。盖肺金肃降，肝木子能敛戢①也。

洋参一钱半　杏仁三钱　橘红一钱三分　川贝一钱半　川石斛三钱　瓜蒌三钱　紫苑一钱半　牛蒡一钱半　鲜生地三钱　甘草四分　茅根三钱　枇杷叶三钱

二一、肺膹便秘

乌镇陈氏　腹中瘕气之攻痛似减，身热咳逆亦退，神识之昏沉已醒，稍能安寐，似乎略有转机。然舌白脉弦，呼吸有痰声，气息膹郁，腹笥膨满，按之仍软，共五六日不更衣，而并无欲圊之意，频转矢气则肠胃尚欠流通。总当宣肺理气以化痰为先，不致痰气上壅为喘，或有挽回之想。

————————

① 戢（jí 及）：收敛，收藏。

洋参—钱半　橘皮—钱半　云苓三钱　苏子—钱半　杏仁三钱　川贝—钱半　石膏三钱　桔梗六分　枳壳—钱　瓜蒌三钱　枇杷叶三钱　丝瓜络二钱

二二、中阳虚损

梅里张东郊　阳虚不复，恣啖生冷，中阳受伤，上逆为呃，下壅为肿，汗多食少，舌鲜苔黄，便干溺涩，少而且赤，脉沉微迟涩。凡阳虚者，湿必胜，此物理之自然，故水肿之翻覆，皆责之阳虚也。第此中又有区别焉。今阳虽虚而湿又盛，一味补阳未免助湿，宜用通阳法以调中疏腑，冀其呃即止，肿缓退，切宜撙节①饮食，毋更壅遏其式微之阳。

六君子汤去甘草，加防己、苡仁、泽泻、藿香、广皮、大腹皮、丝瓜络。

二三、疝

双林高　疽已平敛，近忽气滞下坠，先觉大便难涩，惟以小便淋闷，色赤热痛，得转矢气则稍抒，其觉左侧睾丸微大，舌白腻，脉左沉滞，右弦搏大。此属太阳膀胱湿热不化，下阻肠腑，以致厥阴气滞，内聚为疝，故二便俱涩。当疏泄厥阴以复气之职，未可专用渗利。俾得气不下

---

① 撙（zǔn）节：节制。

坠，则清升浊降，无浊阴上干，妨食呕呃等弊。

归须一钱半　白芍一钱半　木香六分　川楝子一钱半　橘核二钱　青皮一钱　川连四分　瞿麦一钱半　延胡一钱　小茴香六分　韭白一钱半　益元散三钱

二四、疟

归安令徐　初起寒热不常，而咳嗽较甚，继以间日疟状四作，寒热俱盛，呕逆汗多，便溏或濡，咳痰浓而黄，舌苔白腻粗厚，脉象弦滑之中，反似有力。可见初起原是新凉引动伏饮，因素体多痰聚饮，蓄之既久，则出之必多，阻遏肺胃，则寒热交战，即所谓无痰不成疟也。今据脉象，痰饮之留于中者尚多，必须缓为清化，毋使逗留，致生变化。

羚羊角四分　天竺黄一钱半　山栀二钱　杏仁三钱　川贝二钱　洋参一钱半　半夏一钱半　黄芩三钱　枇杷叶三钱

二五、咳 心火凌金

嘉善许　向有咳嗽气逆之症，每发必咳盛不能平卧，而发于冬时为甚，此心火凌金之咳。既经多年，肺胃阳络受其冲激久矣，当此流火烁金之令，络血妄动，烦渴内炽，喜进甘凉，所由来矣。今脉芤虚而静小，论症情尚可无碍，但肺金素虚，心火易炽，静养善调，究不可忽。

洋参一钱半　杏仁三钱　川贝一钱半　元参三钱　石斛三钱

莲子三钱　鲜生地三钱　阿胶一钱半　藕节三个　枇杷叶三钱
益元散三钱

二六、中络轻症

菱湖朱　前投通和阳明方药，黄疸日退，胃纳渐增，而遽作寒热似疟之状，一日汗出热退，溺色亦渐淡。想此番之寒热，虽不免小有劳倦，饮食之内伤，风邪之外感，然亦未必非湿热之郁结于中者，郁而求伸，而肝脾之内风亦未免因起居不慎，乘虚潜动。故昨日骤现口眼㖞斜，为中络轻症。然由此而观，则肝脾之虚已见一斑，戒劳怒节饮食，在高年自当加意慎摄。今舌淡而光，脉虚而弦，仍议以养胃承津为主，稍参滋脾营、泄肝风法。

党参二钱　橘红一钱　云苓三钱　半夏一钱半　麦冬二钱
谷芽三钱　泽泻一钱半　丹皮一钱半　白芍一钱半　稆豆衣三钱
苡仁三钱　冬桑叶三钱　赤豆衣三钱

复诊：

秋来胃气不清，时觉胸中空涠嘈杂，便渐坚燥，脉象虚涩，高年津液不充，议甘缓濡养法以充阳明，毋使内风潜动。

党参二钱　麦冬三钱　山药三钱　橘皮一钱半　黄精三钱
阿胶二钱　熟地三钱　芝麻三钱　稆豆衣三钱　石斛三钱　甘草四分

二七、类　中

嘉兴张氏　七月下旬，间疟四作，继以泄痢。此伏气晚发未必清澈，遽因系受病殃，忧劳悲伤动于中，风燥迫于外，遂感风燥作咳。凡忧悲伤肺，风燥亦伤肺，以致痰虽出，而风燥之火迄未化，郁极而伸，徒然舌蹇流涎，百骸俱不能自主。然现症都在身半以上，足仍能行，知非风中肾厥，是痰火内扰之类中矣。况中亦有浅深虚实内外之别，此痰火乃外感风燥之痰火，故舌蹇等症能暂退亦能复盛。盖痰出即火熄，痰不出即火复炽，所以越五六日而诸症复作也。今身热有汗，面红齿燥，舌蹇涎流，右手指微强，自言口燥之极，脉得滑数而右寸关为甚，显属肺感风燥未清，痰火上扰络脉之类中症也。议滋肺气承胃津，以化痰为主，痰出即火风自熄，邪去即类中亦平。

洋参一钱半　石膏四钱　杏仁三钱　橘红一钱三分　川贝一钱半　丹皮一钱半　甘草四分　羚羊角六分　阿胶二钱　天竺黄一钱半　桑叶三钱

二八、损　症

平望顾　去秋失血后，体气迄不肯复，左膺动气，届夏亦竟不上，微咳神疲，不能行坐，此皆损症难复之象矣。今春末复有寒热似疟之状，旬日才罢，而里热溺赤，舌黄胃钝，便溏盗汗，舌腻脉濡，显属体虚，不耐大气外泄，而时令之湿又乘虚内聚。今虽咳稀脉静，然左膺仍动，腋胁隐痛，肝胆之络仍未静谧，络动血溢，如驾轻就熟。长虑却顾①，殊为扼腕。据此时现症，暂拟和阳化湿以顾脾胃，以应天时。

洋参一钱半　黄芪一钱半　莲子三钱　山药三钱　茯苓三钱
泽泻一钱半　苡仁三钱　川贝一钱半　小麦三钱　南枣三枚

复诊：

血后常咳，胸胁隐痛，左膺动气，忽寒倏热，口燥溺黄等症原属虚损的症，似乎可忧。然形躯渐充，脉神安静，如能息心静养，何难渐渐充复。

党参二钱　麦冬二钱　黄芪一钱半　山药三钱　川贝二钱
生地三钱　甘草四分　藕节三枚　阿胶二钱　旱莲草三钱　茅根三钱

二九、风燥袭肺

嘉兴叶　新凉风燥之邪上膊②肺金，初起身热微寒，似疟非疟，久而不解，以致燥火上迫则齿衄，风痰上壅则颈左发痛，痛几匝月。大便未行，颊车③不抒，齿燥舌焦，不食不咳，脉濡弦涩数。明属风燥痰火全未清化，有痰壅

---

① 长虑却顾：顾及未来而作长远打算。出自宋代李纲《与宰相论捍贼札子》："纲窃观自古人主，必有亲兵，所以制障表里，为长虑却顾之术也。"

② 膊（bó 博）：此处为"搏"之义。《洪武正韵》："膊，伯各切，音博，义同。"

③ 颊车：足阳明胃经穴位，此处指颊车所在部位，即颊部。

闭脱之虑，急急滋气存津，宣肺化痰以救之，切弗迁缓生误。

洋参一钱半　橘皮一钱三分　杏仁三钱　川贝二钱　牛蒡二钱　天虫一钱　石膏四钱　甘草五分　羚羊角六分　天竺黄二钱　鲜生地三钱　枇杷叶三钱　桑叶三钱

复诊：

舌焦已退，亦渐润泽，痰涎渐来，咯之欠爽，耳窍虽有脓来，未足以尽泄其毒。必得痰涎渐多，则颊车势平可舒，然后可望其食进便通痈溃，方有望生全之庆，照前方去桑叶。

三〇、外风引动内饮

平望吴　夏末以来，屡受外感风，或形寒以疟，或泄泻兼作。旬日前复恶风微热，得汗暂解，呕吐薄痰，泄泻疏数无定，头重，舌白，脉右寸关两部独见弦大滑。此阳虚卫弱，外风易袭，肺既感风，则胃饮辄涌，上迫不畅，则下迫为泻，此则外风引动内饮，而兼痰泄也。和阳以治阳明之饮，理肺以化外感之风，仍是两和表里之法。

六君汤加桑叶、前胡、杏仁。

三一、中　络

黎里蔡竹溪　上年初秋，猝然晕仆，口眼喎斜，语言蹇涩，神识模糊，右肢不用，此内风挟痰中络也。素体脾胃有痰，忧愁思虑，虚阳化风，勃动于中，挟内蕴之痰，骤阻脾胃之络，与肝肾大虚痦痱之症，大有区别。治之不当，痰阻坠络，愈补愈壅，锢①蔽日深，以致阅半年有余，而舌蹇肢废，神机不发，至于如此也。此欲宣通络窍，以化锢蔽之痰，殊非易易，宜耐心缓图。希冀扶杖逍遥，为杨雄之口吃②，亦可蔗境自怡③矣。

党参二钱　橘红一钱半　茯苓三钱　天虫一钱半　川贝二钱　山栀二钱　枳实一钱　生姜一钱半　天竺黄三钱　石菖蒲一钱　羚羊角六分　竹沥一两

复诊：

内风挟痰中络已经年余，治之不当，痰阻坠窍，右肢之瘅曳尚不足虑，而神识欠聪，语言蹇涩。此时欲搜剔坠窍，启发神机，非耐心善调，何能遽效。

党参二钱　橘仁一钱半　云苓三钱　枳壳一钱　山栀二钱　生地三钱　首乌三钱　远志八分　天竺黄一钱半　石菖蒲一钱半　石决明一两　桑叶三钱　稽豆三钱　指迷茯苓丸二钱

三二、伏气晚发

嘉善孙　伏气因秋燥而发，曾有耳聋谵语，阅月才得热退。今诸症皆平，惟咽燥目干痰多，大便虽溏，亦不了

---

① 锢：通"痼"。《汉书·贾谊传》："失今不治，必为锢疾。"
② 扬雄之口吃：扬雄，西汉学者。其人虽口吃、不善言谈，但博学多才，著述颇丰。
③ 蔗境自怡：此处喻晚年生活美好。

了。不饥少食，脉濡涩，左部略为兼数象。总之伏气虽解，而秋燥未化，间有痰痫喉蛾，肺胃津气素来不足，宜柔甘滋阴主之，冀其渐就充复。

洋参一钱半　麦冬三钱　杏仁三钱　川贝一钱半　橘仁一钱半　茶菊一钱半　丹皮一钱半　石斛三钱　甘草五分　驴皮胶一钱半　桑叶三钱　新稻穗四颗

三三、痰饮肝风

金塘桥邬氏　去冬劳倦神疲，但无力而无所苦。凡素有痰饮肝风之体，交春木动，最易感风，所谓外风与内风交煽也。风阳鼓荡，即痰气易浮，两三月来屡发身热汗喘、昏谵痉厥等状。此时正于夏令，适当大气升泄，以致肝风陡发，痰饮潜逆，又见身热痰喘，神昏耳聋，目瞪少言，脉小弦数。有限之津皆被风阳灼烁，痉闷见矣，挽回大难。

洋参一钱半　胡麻一钱半　丹皮一钱半　甘草五分　犀角六分　橘红一钱半　川贝二钱　茶菊二钱　鲜生地三钱　天竺黄二钱　桑叶三钱　枇杷叶三钱

三四、癫兼狂

洞庭山费　初因胆胃不和，痰火内蒙，时发昏痉，似痫之状，久则深入厥阴包络。每逢病发，为少寐便溏，眦红舌赤，躁扰谵妄，甚或逾垣登屋，此癫而兼狂者也，病经五年。诊得脉沉舌胖，耳鸣溺赤。宜先清养心胃，以渐通包络，且须寡思虑，节劳怒，庶乎厥疾可瘳。

洋参一钱半　橘红一钱半　云苓三钱　半夏一钱半　枳实一钱　菖蒲一钱半　竹茹三钱　元参三钱　犀角八分　天竺黄三钱　羚羊角八分　胡麻一钱半　桑叶三钱

三五、痰　痫

嘉善姚氏　痰痫每发，昏瞀谵妄少寐，必经旬日才得吐痰始愈，此痰浊内踞包络，凡有内伤外感皆能触发。其平时经候迟滞，眩悸食少，面黄舌刺，由包络而蔓延于心胃也。数年积病，非多服不能除根，宜缓图之。

生地三钱　归身三钱　白芍一钱半　丹参三钱　元参三钱　山栀二钱　橘红一钱半　茯苓三钱　枳实一钱　丹皮一钱半　菖蒲一钱　天竺黄二钱

三六、伏气晚发

嘉兴蒋　伏气晚发，疟后饮食失节，致传为痢，纠缠两月。赤白之滞已止，而脘腹时痛，欲圊反窒塞不畅，胃钝食少，此非积滞之不清，乃胃津营液两伤，痰气因之而中阻也。今左脉渐和，右三部当有弦滑之象，以通养阳明，以柔剂养血调气，可望渐愈也。

洋参一钱半　橘皮一钱半　川贝一钱半　苏子一钱半　归身二钱　白芍一钱半　麦冬三钱　甘草四分　桔梗六分　枳壳一钱

柿饼一枚

三七、金不制木

官窑沈　风温客感之后，已逾二旬，表分之热已微，音室口疳亦退，而后见神颇多言错妄者，究属在里之痰火尚未清彻也。进粥饮辄作肠鸣脘痞，按之坚满而痛，大腹亦膨满，上嗳下转矢气，自言右耳鸣，脉右沉弦而欠流利，左弦小滑。凡风温化痰，邪热已有外解之机，决不致遽传包络而为昏谵。今合参脉症，当是肺金不能制木，肝阳乘虚上乘阳明，以致上火纠结，内扰神明。其胸脘痛，大便①膨满，嗳与矢气，反现阳明假实之症。论理仍宜化痰宣气，伸金之权以抑木之横，则阳明庶不致痹塞，而痰火之余邪亦不纷扰矣。

洋参一钱半　杏仁三钱　橘红一钱半　茯苓三钱　川贝二钱　苏子二钱　瓜蒌三钱　枳壳一钱　天竺黄二钱　犀角六分　鲜生地二钱　甘草四分　枇杷叶三钱

三八、肠　血

王江泾王　素体肝阴不足，易郁多火，所谓木火偏旺之质，故平日喜进甘凉。九秋便溏，遽用姜辣烧酒，矫枉过正，大反其常，则大肠既受其燥劫，厥阴又助其郁火，

① 便：疑为"腹"之误。

以致肠血杂下，血色紫黯，粪色苍黄，腹中气聚，攻逆阻塞，嗳与矢气，中仍不快，稍有郁怒则寝食皆乖。左眦倏红，唇燥口干，此皆肠血去多，风燥火炽之象也。凡肠风为病，前贤皆主燥论，况挟肝经郁火，而发于秋冬之际，其为大肠燥金之病明矣，不待论及便干口燥而可决矣。且木火偏旺之质，阳明津液易被消燥，今病几五旬，肠不润则胃亦虚，自然痰上溢，故口干燥而恶汤饮，反喜温也。此属久病之兼症，又当分别观之。今脉右部虚小而静，左三部皆小弦兼数，急当通阳明以止血为要，血止则肝得养而不致横逆，胃不逆而渐就通和，庶乎不致纠缠。

洋参一钱半　橘皮一钱半　云苓三钱　川贝二钱　丹皮一钱半　荆芥一钱半　椿皮二钱　白芍一钱半　阿胶二钱　甘草六分　蒺藜三钱　柿饼一枚　玫瑰花三朵

三九、晚　发

轧村周　秋时晚发之症，大都必挟秋燥，故感症为疟，必多便难。今病四月之久，胃知味而不纳，纳辄腹中攻胀鸣动，大便必闭，数日一更衣，难涩不畅，是病不在胃而在肠矣。肠腑以通为用，以降为顺，填补燥热，则阳明津液益虚，右降不及则左升自然太过，肝木反横，相火下动而畏风，额痛耳鸣，梦泄，自觉腹中冷气易冲。此正厥阴风木潜动，所谓自觉冷者，非真冷也。今脉得右沉涩，左弦动，宜调肝疏腑以治其升降，必得肝平，然后腑降，腑降方能胃和。幸勿忧躁，自可渐安。

归身二钱　白芍一钱半　青皮一钱　苏子二钱　沉香六分
陈皮一钱半　麻仁三钱　枳壳一钱半　柏子仁三钱　杏仁三钱
潞党参一钱半　荔枝核二钱

四〇、冲任阳虚

杭州章氏　调理两月，据述瘕气所聚之块已平，腹痛亦止，前月经才如期，而亦未能凭准。夜热退后胃纳渐和，食物有味，舌心之光亦已布满。多年积虚久痛，似乎有头绪矣。但瘕块虽平，而冲任虚阳未尽潜伏，子丑时之腹胀，左髀压之筋痛，犹属血液未充，阴不副阳之象，故晨易汗泄也。胃纳虽和，而脾胃痰气易滞，中脘及左胁按之有块，不推移亦不痛，痰随气溜，辄便溏或泻，然又滞而不快，腹得攻动鸣响反适，犹属气分未调之象，故饮食不为肌肤也。纯用柔药养血育阴，恐反阻痰气之滞，若用阳药调气化痰，恐又劫烁津液，宜仿前贤分治法，以柔药养阴用煎，以刚药理气用丸。丸煎并进，庶乎于济而不于背矣。脉得关尺皆有弦象，而左兼数。

熟地三钱　归身二钱　白芍一钱半　川断一钱半　杜仲三钱
菟丝子二钱　枸子二钱　木瓜一钱半　乌贼骨三钱　甘草四分
阿胶二钱　水煎服

党参　半夏　陈皮　茯苓　山药　甘草　蛤壳　青皮
苏子　砂仁　香附　水泛丸

四一、痰 饮

海盐朱云樵　烦劳伤阳，阳虚则饮聚，现症种种都属痰饮为病。盖烦劳二字，原该①劳心劳力而言；阳伤二字，亦不专指一脏一腑之阳。惟其阳虚，则水谷之入胃不能游溢精气，上归于肺与脾，而通调水道，下输膀胱之常，留酿饮浊，阻遏其阳，不能升降输运，所以先见口淡食减。口淡，胃阳虚也；食减，胃气滞也。继见短气，《金匮》所云：短气者，其人有微饮②。微者，言饮之不多，而属于阳虚也。驯致左胁下漉漉有声，按摩之，稍若通运，是饮聚于肝胆部分，而渐着其形也。加之右腿面麻，是饮聚于阳明大络也；右臂痹，是饮之聚于旁络也。惟其饮凝，故无大创；惟其阳虚，故久不愈。然阳虚聚饮，原是一贯，至于营阴亦亏，是体之虚而又虚也。迄今经年，投剂已多而未见成效者，是徒知其虚，漫投补益，网络原野③，而不知从痰饮入想用补也。《金匮》明明有"短气，有微饮，苓甘术桂汤主之，肾气丸亦主之④"之条。既云以苓桂术甘汤通其阳矣，何又复出肾气丸以纳其阴中之阳乎？其云"亦主之"者，真示人智慧于无穷，而其理又平易着

---

① 该：包容，包括。
② 短气者其人有微饮：语本《金匮要略·痰饮咳嗽病脉证并治》。
③ 网络原野：野，原作"抒"，据《三三医书》改。本义是指在广阔的原野上到处网罗动物。此指用一种固定的方剂或成药通治诸病。
④ 短气……肾气丸亦主之：语本《金匮要略·痰饮咳嗽病脉证并治》。

实。盖短气则不独肺主出气不足，而肾主纳气亦无权矣。微饮妨阳，自宜通阳。微饮挟阴气而上逆，致呼吸不利，且至吸气短，则宜通九渊下蛰之阳，以期龙雷下潜，而不飞腾。不妨用奠定九维之法并行也，经旨昭明，正与此症吻合，肾气之纳下不可缓矣。其苓桂术甘之治上者，尚嫌其力微而功缓，且性纯阳易动，目下冬藏之时，固应如是，然冬至蛰将动，又宜稍以静药控制之矣。病之理，治之法，粗陈梗概如此，不过病之由来积渐，匪朝伊夕①，未能速效。

苓桂术甘汤加党参、白芍、陈皮、五味子、大枣。八味丸，日服八钱。<small>八味丸即六味丸加附子、肉桂。</small>

四二、火　丹

严溪倪香严　初起齿痛颊肿，属风火上壅阳明，继而耳窍流脓，先右后左，是阳明风火连及少阳也。邪未清而后感冒，以致寒热交作，火丹遍发，是太阳亦受风火也。其头面尤甚，迄今月余，耳轮尚肿，颈痛舌刺，脉左弦右濡者，三阳皆为邪扰，蔓延难化也。宜养阴和胃为主，消风清火为佐，循理施治，渐可尚安。

生地<small>三钱</small>　白芍<small>一钱半</small>　丹皮<small>一钱半</small>　石决明<small>一两</small>　洋参一钱半　麦冬<small>三钱</small>　橘皮<small>一钱半</small>　云苓<small>三钱</small>　茶菊<small>一钱半</small>　牛蒡子

---

① 匪朝伊夕：非一朝一夕。匪：不是。出《周书·文帝纪上》："今若召悦授以内官，臣列旆东辕，匪朝伊夕。"

一钱半　山栀二钱　桑叶三钱

四三、肝胆郁火

盛泽赵　去夏疟后，用力努伤肝胆之络，络血上溢，因形瘦色黄苍，居平日有头晕，体本阴虚火旺，故肝胆易动若是。今交初秋，屡次复发，愈吐愈多，浓厚重者，将吐之时，必先脘下气聚，有形上冲，干咳，头额觉胀。迨至血止气降，则嗳而矢气，显属肝胆郁勃之火，过升无制，扰动阳络，络血遂沸而出也。膈中作痒，大便干艰，气逆不能平卧，脉象六部弦，木火内燃，有升无降，此时自当以平逆镇肝、降气安络为要，毋使狂澜不靖，致虚成损。

旋覆花二钱　石决明一两　丹皮一钱半　阿胶二钱　沉香六分　郁金一钱半　参三七一钱半　牛膝二钱　稽豆衣三钱　芝麻三钱　荷叶一角

四四、瘕聚

石门谈春津氏　素来经行先期而多，且有失血带下，八脉之血虚生热久矣。血虚则肝燥而气滞，立春节脘胁聚痛，痛久则络虚而瘕聚，此则任脉为病，带下瘕聚之症也。迄今期年①，痛有盛衰，而无作止，经闭胃钝，则腰

---

① 期（jī机）年：周年。

胁皆胀，腹鸣便泄，舌干口苦，脉象沉郁，所谓"下手脉沉，便知是气"，气即火也。所以右部沉候见数，而自觉燥热也。奇经之病，痛久入络，宜辛润通和，稍参苦泄。

归须二钱　白芍一钱半　延胡一钱半　金铃子二钱　小茴香八分　橘核三钱　九香虫一钱半　川连四分　云苓三钱　旋覆花二钱　荔核三钱　韭白二钱

四五、冬温风燥客肺

路仲朱氏　烦劳伤阳，肺卫疏豁，冬温风燥之邪客于肺卫。初起即见微寒而盛热，咳嗽错语，迄今旬日。燥热气急，呼吸有音，痰浓而少，嗽甚不爽，头痛虽罢，耳鸣颧红，唇燥舌干，苔白有裂，咳引胸胁隐痛，脉两寸关俱滑数而促，此冬温客肺之重症也。八旬高年，素有肠痔，津液久虚，今肺痹喘咳而邪无出路，最易津劫液涸，痰胶气喘，喘甚颈汗，便防骤脱，慎勿因小有郁怒滞食，抛荒主病。盖虽有食滞，今已大便一次，腹右有块，不过肠滞未尽，肺与大肠相为表里也。润肺即可通肠，故此时以滋气化痰，急急救肺以存津液为要着。

洋参一钱半　地骨三钱　杏仁三钱　苡仁三钱　川贝一钱半　甘草四分　橘红一钱半　桑皮二钱　冬瓜皮三钱　枇杷叶三钱　茅根四钱　鲜生地五钱

四六、饮阻络痹

嘉兴陈　初起寒热头痛，咳嗽汗泄，明属风伤肺卫之为病。奈体气素虚，向有肝郁，今肺既不宣，肝必易逆，挟饮阻络，上干清阳，以致咳逆痰薄，左胁引痛，舌苔厚白，干而不渴，胸脘痞闷，不饥少食，溺黄而少，便干而坚，此饮阻络痹，气亦膹郁也。呃逆频作，咽左微痛，甚或气冲至巅，耳鸣头晕，此肝阳化风，郁而为热。总而言之，始则外风引动内饮，后则外风引动内风。迄今八九日，外风将化痰饮肝风，反扰攘不解。脉右寸及左三部弦而近数，急须清金以制木，通阳以和饮，虚体不宜病魔久扰。

　　洋参一钱半　橘皮一钱半　云苓三钱　蛤壳三钱　海石三钱　杏仁三钱　川贝二钱　桑叶三钱　旋覆花一钱半　白蒺藜三钱　石决明一两　竹茹一钱半

四七、肝郁挟饮化风

　　南浔李氏　阳虚之体，素多痰湿，加以操劳悲郁，肝气失调，顺乘阳明，挟饮化风，以致脘痛彻背，旁及胸胁膜胀，痞嗳作止不常。然肢面脘腹浮肿，是饮溢于外也；耳鸣痉搐，心悬如饥，得食稍缓，是风动于中也。凡升太过，必致胃降不及，所以大便艰涩，而脘痛数月不止。今脉右虚滞，左弦数，舌苔白腻近燥，宜急急通阳涤饮、泄肝和胃治。

　　温胆汤，加洋参一钱半，苏子一钱半，旋覆花一钱半，蛤壳三钱，麻仁三钱，冬桑叶三钱。

四八、胃不降 肝反升

湖州杨拙园 长夏右颧发疡，原属阳明湿火上蒸，不与降而与升，则非但阳明腑气不降，而厥阴湿火亦因之而上升，以致右足大指痛，气逆由足及腹，上至脘胁膜胀，皮肤间聂聂①如虫行，减食消渴，口苦舌黄，脉弦而数。显属胃不降而肝反升，宜通宜降，弗因高年遽投腻补，究宜凭脉症以去病为先，去病即所以顾正也。症属易治，虽纠缠已久，勿扰勿忧。

鲜生地六钱　茯苓三钱　川连五分　青皮一钱　川楝子一钱半　苡仁三钱　白蒺藜三钱　泽泻一钱半　大腹皮三钱　丝瓜络一钱半　佛手柑一钱半　丹皮一钱半

复诊：

肝病挟湿，循络上行，由足大指循腿入腹，犯胃过膈抵咽，甚或头面肩背都为气焰所及。肝经之循腹本有两路，一由中抵膈，一循阴络毛际，旁连少腹两胯也。汗多少寐，烦躁膜胀，舌黄口渴，足冷，皆肝气挟湿未能清化，以致易汗而难降也。今脉之弦象稍有柔和之意，数象已退，大便渐有溏意而尚欠通畅。此时总宜调肝化湿，主通主降，慎勿因寝食未和，体气倦怠，遽投填补，经月功夫，当必渐臻安善。

---

① 聂聂：轻浮无力貌。

归须三钱　苡仁三钱　川连四分　小茴八分　青皮一钱
泽泻一钱半　橘核三钱　云苓三钱　川楝子二钱　白蒺藜三钱
丝瓜路二钱

四九、咳嗽失血

平望张　失血起于前年，原属内伤动络，去冬复发较多。今夏五月初，咳嗽痰多，至秋当午，寒热似疟，是先受湿而后受暑。暑湿二邪纠缠至四阅月之久，自然络气不免震动，而血复涌溢也。今身热舌黄，胸闷便溏，喉痒时咳，右胁之痛虽止，而脉象弦数，左甚于右，显属暑湿之邪由气分伤及血分，肺胃失降，则肝阳益升也。宜急为通络化瘀，以清伏邪，俟血止再嘀①止漱②要法。

苡仁三钱　杏仁三钱　川连四分　郁金一钱半　茜草二钱
藕节三个　川贝一钱半　芦根一尺　冬瓜子三钱　茅根三钱　鲜
生地六钱

复诊：

血止后咳嗽亦稀，稍觉喉痒则咳作，而痰甚微，夜寐安适，胃气亦和，惟微热蒸蒸，面黄舌黄，溺色浑浊。脉右三部虚濡和静，左三部数象已退，小弦未尽调畅。究属肝郁不调，挟内蕴之湿，郁蒸为热，上蒸肺胃则食少而咳逆也。此时络血已将安静，可无反复涌溢之虑，但咳嗽已经四月之

---

① 嘀：光昌抄本作"图"，义胜。
② 漱：疑为"嗽"之误。

久，必通腑清湿，调肝肃肺，务期渐渐热退咳减为要。

苡仁三钱　杏仁三钱　茯苓三钱　川连四分　山栀三钱
丹皮一钱半　橘红一钱半　川贝二钱　鲜生地五钱　滑石三钱
芦根一尺　桑叶三钱

复诊：

投甘凉淡渗苦降之剂，以清养肺胃厥阴之气，以渗湿化热，已二旬余。虽热退食增，咳稀寐安，然舌后半犹有微黄，小溲犹带黄色，阴囊甚至湿痒淋漓，频转矢气，蒸蒸微热，易于汗泄，足见其湿热之郁蒸于肺胃者，匪朝伊夕矣。今脉得左部迟濡，右关尺同，惟右寸尚见濡滑。晨刻痰较多且厚，喉痒，宜滋润肺胃三焦，以理气化，存津气，务使湿热痰浊渐就清澈，则胃纳充而体气复。阳虚湿胜之体，不可遽进呆补。

洋参一钱半　橘皮一钱半　云苓三钱　金斛三钱　苡仁三钱
杏仁三钱　鲜生地五钱　丹皮一钱半　枇杷叶三钱　芦根一尺

五〇、便　秘

湖州杨拙园　叠进辛通苦降淡渗，以通腑化滞，非但诸症不退，而大便反加燥结者，良由时际深秋，当主之燥气必胜于长夏湿热之余气，以致肺胃大肠之结涩者，益形虚燥，燥则津气皆涩而不行。凡肺胃大肠之主乎通降者，既不循职，则肝脾之主乎升者益升矣。今脉得滑大弦搏，舌边黄燥而中心光，口燥胃钝，胁腹胀。宜滋养肺胃之津气，以通润大肠为主，腹通则胃和，胃和则痰湿驳杂之气皆可顺流而降矣。

洋参一钱半　杏仁三钱　麻仁三钱　苡仁三钱　柏子仁三钱
生蛤壳三钱　旋覆花一钱半　苏子一钱半　鲜石斛三钱　橘红一
钱半　白蒺藜三钱

五一、寒热腹痛

桐乡曹　八月初，寒热似疟，是新凉外迫，伏气内动之感症。奈挟食挟怒，而脘痛呕逆，吐蛔时甚，客反胜主，治法亦未免喧宾夺主矣。腑痛宜通，得濡润而痛减，得溏泻而痛竟暂止。感症之留连肺胃也，每每如此，纠缠一月，症未了了。今寒热又作，频加咳嗽面浮，则又病中体虚，复加一层秋燥之邪，肺气益痹，以致痛复作，而龈齿干燥也。脘痛连及胸背，动辄气逆，肺之膹郁极矣。耳鸣，汗出剂颈而还，则病邪伤阳也；腹痛便瘀，溺色似血，病邪伤阴也。体之阴阳虽皆受伤，而秋燥之邪大队尚聚在胸膈之间。脉右虚微，左弦数。顾正但宜养胃存津，化邪但宜宣肺化燥，眼光当照大局，未可偏执一隅，枝枝节节为之矣。至于病机之危，何须再说。

洋参一钱半　麦冬三钱　杏仁三钱　川贝二钱　云苓二钱
丹皮一钱半　石斛四钱　橘红一钱　半阿胶三钱　紫苑一钱半
甘草四分　桑叶三钱　枇杷叶三钱

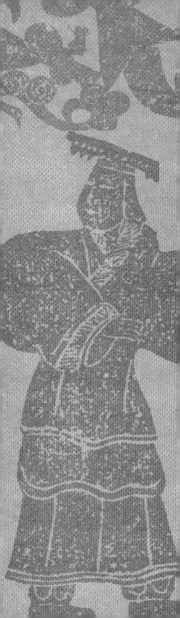

五二、疝　痔

安吉苏　厥阴之脉，络于阴器。初起茎头湿痒，久而不愈，原不过肝经湿火之郁，敷药出血，反致腐烂势大，明属肝血虚则肝气旺，而湿郁之火益炽矣。肝气不调，甚至疝动丸大，治法之流弊如是。今脉象弦数，舌苔黄腻，虽赤白似痢，而湿火又未能尽泄。然疝不平，则痔何能愈？病魔之累，尚无底止，宜怡情却虑，静以待之，徒忧无益也。

川连五分　橘核一钱半　青皮一钱半　茯苓三钱　泽泻一钱半　川楝子二钱　丝瓜络三钱　荔核三钱　银花三钱　甘草八分　海藻二钱　丹皮一钱半

五三、淋　浊

绍兴金庚　自幼有失血遗精，虽近来所发渐轻，然津液之耗损实多。比来溲浊，有漩淋杂膏砂，烦渴多汗，耳鸣头晕腰酸，入夜欲寐，自觉心热如焚。脉左濡数，右寸关濡大滑数。论脉症全属津液不充，心热下移小肠，当以滋养肺胃、清理心营，以调小肠气化。笼统填补，不但与病无涉，反碍胃气，利少弊多矣。

洋参一钱半　麦冬三钱　滑石三钱　猪苓一钱半　泽泻一钱半　甘草梢八分　金斛三钱　枣仁三钱　阿胶三钱　琥珀一钱　小麦三钱　晨服知柏地黄丸三钱

五四、痧　胀

新市黄　素体胃虚有火，易吸痧秽，嗜酒积湿，易聚痰饮。今因风燥袭于上，痧秽郁于中，又加水族寒凉，助其痰饮阴寒之性，以致腹痛而泻，愈泻愈胀，是痧胀也。维以疟状，热势得汗不解，反加燥渴，是燥火也。至于呕吐浊饮，舌边绛而苔厚黄腻兼灰，则痧秽与痰饮黏腻蒸郁，尚未清化也。迄今七日，蒸热溺赤，便闭又复三日。脉弦滞，右部兼滑大有力，显属风燥、痧秽、饮浊三者皆留肺胃大肠。虽病势似定，而邪未尽化，宜急为通理三焦，滋肺以化燥、清胃以和饮、通大肠以逐秽，三者皆不可少，不用凉膈，而仿凉膈用意。

连翘三钱　山栀三钱　杏仁三钱　橘红一钱半　赤苓三钱　川连五分　苏子一钱半　枳壳一钱半　鲜石斛四钱　莱菔子三钱　薄荷一钱　竹茹一钱半　芦根一尺

五五、风毒流注

湖州沈氏　先觉左环跳穴痛，从后臁抵腘，不能屈伸转移。继即纯热汗多，口燥呕吐痰浊，不饥不食，迄今已将两月，诸症仍不退舍。而大便仅行两度，皆坚干燥黑，纳粥甚微，干极至呕。舌鲜苔白，脉象濡弦滑数，左部尤大。左腿之痛不能用，仍然如故，而环跳及腘两处竟高肿结实拒按，掣痛阵作，已成风毒流注。审其形证，皆不免溃脓矣。统观此症，初时原属外感风燥之邪，由太阳直犯阳明，挟其内蓄之痰，阻络扰腑耳。阻络则腿痛，扰腑则咳热汗呕，不食不便。奈调治经月，未免温燥过投，其燥者益燥，其所以阻络扰腑之邪，不但不能稍戢其威，兼且益增其焰，其阻极而痈宜矣。痈，即壅之谓也。然痈为形驱之病，犹可收之桑榆，若热汗不食不便，则将有津涸液枯，胃竭神脱之变。故此时治法，仍宜先救大体，以退热敛汗、通肠养胃为先，。若泛泛治疡，则又逐末而忘本矣。

洋参一钱半　苡仁三钱　防己二钱　石膏三钱　丹皮一钱半　归须二钱　牛膝二钱　赤芍一钱半　鲜生地四钱　杏仁三钱　甘草八分　忍冬藤二钱　丝瓜络三钱

复诊：

投甘凉通养阳明方药，才得大便通行一度，左腨溃脓至数升之多。论症已稍有头绪，然阳明肠胃以及肺家之燥火，究属尚难清化。虽热减汗敛呕止，然舌光苔腻，且有白粉黏着，口干气逆，胸次膹郁，白疹续布，痰涎胶滞，纳粥尚少，吞咽不便，而左臀之疡亦必稍稍溃脓。脉象虚濡微数。总计此时脉症，吃紧关头在胃气之醒与否耳。急急与休养生息，若得四五日后，胃气渐和，谷食渐增，则虽内外扰攘至四旬之久，或尚可收功末路耳。宜养胃以清气化痰，为进补之先路。

洋参一钱半　麦冬三钱　川贝二钱　杏仁三钱　石斛三钱

鲜生地四钱　谷芽三钱　橘红一钱三分　苡仁三钱　茯苓三钱
竹茹一钱半

五六、痿症　失明

杭州余　痿症调治数月，已能运动如常，胃和便调，脉右濡弦，左虚涩。惟溲频数，然亦不浑赤。至于目之失明，原因幼即开睛，渐致上视，渐致失明，况与痿症同起，今绝无医障，而有瞳神乍大光景，则精窠素虚，神光不能自照，是水中无火，合观溲数，已属无疑。此目科所论，极难回光之症。前所议丸药晨服二钱外，再以补肾中真阳治煎剂，以辅丸药之不及。若能博仿专科，尤为稳当。

熟地三钱　杞子一钱半　菟丝二钱　萸肉一钱　党参三钱
山药三钱　柏子仁三钱　补骨脂一钱半　枣仁三钱　肉桂四分

五七、脘痞便秘

桐乡吴　中脘痞胀，痛连右胁下，隐隐彻于左胂，不饥不食，食即痛胀益甚，必吐而后快。此属情致抑塞厥阴，虚阳易升难降，郁勃之气，乘胃为胀，扰络为痛。今舌苔淡白，脉象左虚涩右弦，大便八九日不更衣，溺赤而少，或嗳或矢气，总不得宣畅，懊恼善怒，夜不成寐。阳明大肠失通降之序，议从郁门用意，调厥阴以和阳明，弗使久扰为顺。

党参三钱　橘皮一钱半　云苓三钱　半夏一钱半　归须二钱
郁金一钱半　川连四分　蒺藜三钱　旋覆花一钱半　苏子二钱
柏子仁三钱　新绛一钱半　青葱管三枝

五八、疟　疝

双林冯　仲秋发疟，头痛殊苦，疟作月余才罢，而左胁下积痞，甚至巅顶暨宣宗筋皆痛，足见营阴素虚，疟久则肝阳失养而易动。盖肝阳之升最易造①巅，而阴器为肝脉所络也。其时得温养补剂，诸症皆退。而腹右及中脘渐觉气聚，攻逆䐜胀，虽嗳与矢气不得暂解，耳鸣肢冷，便不大实，食或作胀，其气时或控引尻囊，稍稍行动，则振振如在云雾中，脉小弦而微数。此皆厥阴风木过升，无别。聚于中则为疝，非必脾肾大虚为病也。宜柔剂以熄风平疝，自可缓缓而愈。若辛热过剂，恐或有劫阴动血之弊，择其温煦者用之足矣。

熟地三钱　归身二钱　白芍一钱半　小茴八分　川连四分
橘络一钱半　党参二钱　青皮一钱　胡芦巴一钱半　穞豆衣三钱
荔核三钱　刀豆三钱

五九、情志气郁

杭州汪子若　种种病情，离奇荒幻，皆由情志之郁而

---

① 造：到。

生久泻之故，的系厥阴风木内扰，以致阳明有开无合，前案论之详矣。今单就矜心作意时，辄觉神志间有荒谬之不可思议之象，此即手厥阴心包之火也。即此一端，合诸临圊时腹中辘辘有声，奔迫而下，以及卧喜偏左等证，皆一线贯通矣。情志郁结致病，气化无不造编，所以图治较难，其实无足虑也。此病以散子为最宜，吞咽不便，不得已始以煎丸并调，亦因时制宜之权变耳。

生地三钱　归身二钱　白芍一钱半　稽豆衣三钱　阿胶三钱　茯神三钱　枣仁三钱　山药三钱　麦冬二钱　木瓜一钱半　甘草四分　荷叶汁丸

荆芥一钱半　防风一钱半　地榆二钱　椿皮二钱　丹皮一钱半　升麻八分　柴胡六分　陈皮一钱半　茯苓三钱　甘草六分　柿饼一枚　水煎服

六〇、痰　疟

归安吴伯勋　上年秋季发痰疟，纠缠至今。虽去年间有参差①，然内蕴之湿迄今不能解，甚至肿满，且发疮痏。盖阳虚受湿之体，阳益虚则湿益不能清，况疟为经邪留连，而暑湿之为疟，又属阳明多而少阳少。阳明属腑，每易经邪传腑，内阻气化，外遏肌肉，隧络浸淫慢衍，无处不到，为肿为胀，为喘为咳，皆势之必有也。今脉得虚濡

---

① 参差：不齐貌。此处意为有好有坏。

似弦，舌质光红，不但阳为湿困，兼之津液亦渐渐消耗。急须存津液、和阳气，以为自强之本，佐以开太阳、阖阳明，以止疟消肿，必得病魔渐退，不致拖延到长夏湿上之时，方可免陈陈固积之弊。

六君去陈，加桂枝、石膏、五味、麦冬、猪苓、泽泻、丝瓜络、姜皮。

六一、吐血痰饮

海宁封　吐血成盆，是胃血也。胃本多气多血，去秋血症复发，胃脉逆举，血动则气亦动，胃中蕴积之湿浊痰饮，亦无不随气以动。痰饮湿浊皆阴之属也，故阳为之郁而不敷布，则晨恶寒。病经半年余，所投无非温补腻滞，则阳益不能通运而痰益聚，右胁下漉漉有声。厥气上逆，或痞聚于中，梗塞于内，或浮越肌肉肤膜，则不耐起坐，仰见沃洣，呕嗳食少，大便干溏，泄泻不一，小溲浑赤而少，身处重帷，畏风如虎，种种俱在矣。阳虚卫弱则宜通和，湿浊内蒸则宜淡渗，痰饮内聚则宜涤遂。病机如此，然久病至此才思整理，谅难速效也。

洋参一钱半　陈皮一钱半　半夏二钱　蛤壳三钱　蒺藜三钱
猪苓三钱　泽泻一钱半　苡仁三钱　旋覆花一钱半　竹茹一钱半
丝瓜络三钱

六二、暑湿下痢

乌镇周　二十九日竟得寒热，则暑邪已有外达之机，盖战则邪与正相持而可毕达也。况间日又作疟状，则暑当无不达矣。其热盛时之昏沉谵语，是暑挟湿之浊邪碍清也。暑欲去则湿亦不能独留，而其湿留连于肠胃者既久，且其间不免夹食夹痧，所以由肠腑之气奔迫而下，夹溏夹痰夹血，或多或少，腹痛滞下，且有干黑之宿垢，亦渐错杂而来，则湿亦有下达之机矣。暑湿之为疟为痢，皆三焦主病。今脉得左濡迟、右较大而欠流利，舌黄燥干而不渴，胸脘宽抒，而纳食无味、甚少，频转矢气。论舌与脉，则大肠犹有宿垢留滞，宜疏腑化滞，专与理气，俾得宿垢渐去，而气化渐调，则胃当渐醒也。

杏仁三钱　橘仁一钱半　黄芩一钱半　茯苓三钱　枳壳一钱
建曲三钱　银花三钱　益元①三钱　佛手柑一钱半　鲜生斛三钱

复诊：

昨日仍有疟状，神气尚为清净，大便连下黑溏数次甚多，后②虽痢非痢，而腹痛后重亦微，稍能纳粥。脉得濡而微弦，其弦象非必疟邪在少阳之弦，亦非必木乘土之弦，不过涩滞去而渐有流利之机也。然舌心苔犹老黄且厚，口干溺少，上嗳下转矢气，显属肠腑宿滞，与湿浊尚未净尽，阻其气机故耳。此时疟痢之势已可想见，惟疏滞化湿是要图。

建曲三钱　枳壳一钱半　橘皮一钱半　茯苓三钱　石斛三钱

---

① 益元：益元散。
② 后：疑衍。

谷芽_{三钱}　泽泻_{一钱半}　山栀_{三钱}　藿香叶_{一钱半}　荷梗_{一尺}
益元散_{三钱}　佛手柑_{一钱半}

六三、肿　喘

　　王店张　嗜酒烦劳，二者皆伤阳气，阳虚者湿必胜，况酒易酿湿乎？今夏湿土司令之时，胃纳骤钝，则中阳益虚，以足跗先肿，湿盛于下也。侵侮而致肿势日上，渐及腿髀、茎囊、腰腹，则肿盛于下者，当先治其下也。肿盛必喘，是湿浊上干清阳也。今溺少而黄，肤腠似瘢、似瘰、似痱，皆湿火内蕴之的据。况舌胖大而鲜赤，阳明兼有火矣。脉沉迟。宜专与和阳化湿，宗古人"病在躯壳经隧者，毋犯脏腑"之训，缓以图功。

　　冬术_{一钱半}　苡仁_{一钱半}　橘皮_{一钱半}　赤苓_{四钱}　防己_{一钱半}　桑皮_{三钱}　甘遂_{一钱}　商陆_{一钱}　大腹皮_{二钱}　五加皮_{三钱}　党参_{二钱}　丝瓜络_{三钱}

六四、浮肿风燥

　　九里汇陆　向有面跗浮肿，或大或小，足指痛不能行，每发必纠缠累月。近因心境憧扰，先觉脚痛，继以齿痛，延及左半头额颧颊，甚至身热，左耳流脓，迄今两旬。耳脓及头皆痛，而彻夜不能成寐，烦躁益增，咽腭干燥，耳鸣口干，咯有微血，食少便难，脉两关见弦。素体操劳忧郁，心脾营虚是其质。近来复感风燥之火，上烁肺金，金不制木，肝阳化火、化风上扰清空，肺胃津液皆为消烁，是以现证种种，虚实混淆。宜先用甘凉濡润，以存津液而化虚燥。

鲜生地四钱　阿胶二钱　知母一钱半　枣仁三钱　胡麻二钱石决明一两　茶菊一钱半　川芎一钱　夏枯草三钱　洋参一钱半川贝一钱半　茅根三钱　桑叶三钱

复诊：

连进甘凉濡润之剂，以存胃津、熄肝风，咽腭之燥已减，血亦渐止，右颊浮肿亦退，大便虽涩而日行，胃纳亦安。脉右静小而虚，左关稍有弦象。惟夜寐尚少，即寐亦未酣，适鼻气窒塞。盖燥为虚邪，邪而言虚，以素虚之体易受燥邪也。其平素面跗庞然，两足易痛，原属阳明津气络脉久失濡润，故燥气加临，愈觉充逆耳。今宜滋养肝胃，充润津液。肺金清肃，则肝木亦平，胃气充和，则夜寐自安矣。至于节劳戒怒，则在司爱者留意焉，毋烦谆嘱也。

鲜生地四钱　阿胶二钱　麦冬三钱　橘仁一钱半　西洋参一钱半　川贝一钱半　石斛三钱　胡麻二钱　丹皮一钱半　蛤壳三钱　桑叶三钱　枇杷叶三钱

复诊：

脉六部缓小，右关之滑已退，大便稍润，渐能假寐①。

---

① 假寐：谓和衣打盹。郑玄笺："不脱冠衣而寐，曰假寐。"

然咽腭仍干，上及于鼻，瘀聚气秽，呼吸不利，两手抽掣，心中时惕。凡鼻干不得眠，阳明病也，显属风燥之火上伤天气，清窍窒塞，津液不能上承。叠投甘凉濡润而迄不能大效，计惟有仿古人"风以润之"之义，取其轻杨上达可至病所，则存津滋液，庶乎有裨。

洋参一钱半　川贝一钱半　犀角四分　牛蒡一钱半　元参二钱　夏枯三钱　茅根三钱　辛夷一钱半　防风一钱半　阿胶一钱半　鲜生地四钱　薄荷一钱　甘草四分　枇杷叶三钱

六五、脏躁夹痰

湖州陆氏　经来色黑久矣，渐至届期少腹必有痛胀，似崩似淋，而仍紫色且有块，兼之去秋至冬便血半年，血分郁热之深可见矣。血燥则脏燥，故悲喜无端，似有鬼神。凡妇科血燥而郁热，则心营之有虚火不待言矣。心主易震，则肝胆相火安得不动；火炎于上，则肺受克而津气易酿痰浊。痰与瘀血为心火所引，则渐入手厥阴包络，故现症又如此变幻庞杂也。病之源流标本如此，从此用意便有治法头绪。总言之，此脏燥挟痰症也。

甘草四分　小麦三钱　大枣三钱　白薇一钱半　紫草一钱半　阿胶二钱　川贝一钱半　芝麻三钱　五灵脂一钱半　鲜生地三钱　羚羊角六分　天竺黄一钱半

复诊：

进治脏燥血郁方半月余，诸症皆退，体中颇适。近因经候之期，先觉便难，继以内热，而经来仍然紫黑，自觉诸症皆动，而忽悲忽笑不能自主。此其故总由血分尚有郁热，深伏于冲经血室之间，届头血动则郁火亦动。心主血，主火，动则五志之火一时焰发，故现症种种，几乎无脏不动也。乘之血动之时，因势而内夺之，必得郁火清，则狂澜不沸，心君泰然矣。

犀角地黄汤，加桃仁、大黄、紫草。犀角地黄汤：生地黄、白芍、丹皮、犀角。

又诊：

脏燥渐减，秋冬之交，竟有三月不大发。然稍劳怒辄火升鼻干，心神不能自主，而重腰酸，左足易热，经来参差，腹痛气坠，色仍紫黑。此八脉郁火尚未清化，议用静剂专清奇经。

失笑散加鲜生地四钱，归身三钱，白芍一钱半，丹皮一钱半，白薇二钱，川贝一钱半，阿胶三钱，西洋参一钱半。失笑散：五灵脂、蒲黄。

六六、中脘结块

蒋溇吴　多痰多湿之体，湿热下迫大肠，痔血五年，肠枯血燥，大便难涩异常。肠既传导失职，胃之受盛益滞，水谷精微半酿痰浊，以致中脘结块有形。凡中枢既不健运，则周身脉络气机皆阻，虽吐痰不少，而气逆足寒、心荡背痛、肠鸣神疲等症皆作矣。今舌苔黄腻，脉右滑数，欲和胃化痰，必先润肠养血。取效虽难，耐心调之可也。

　　洋参一钱半　橘皮一钱半　茯苓三钱　半夏二钱　麦冬三钱苏子一钱半　蛤壳三钱　杏仁三钱　麻仁三钱　旋覆花一钱半苡仁三钱　柿饼一枚

　　晚服清气化痰丸一钱半。

六七、肺　燥

　　童　病经一月，初起寒微而热多，迄今每夜必有寒战龂齿①而热，热时频饮频溲，饮既不多，溲亦甚少，甚或烦躁谵语，至晓得汗而渐解。此病本属秋燥之邪上搏肺金，肺脾不宣，诸气皆阻，似疟非疟，不能宣解，则诸气膹郁而为肿满。其腹痛者，邪郁大肠也。今脉得滑数浮大，六部皆同，肺痹已格，肿甚必至于喘。经月之久，寝食皆乖，论病机颇为可忧，急急用喻西昌清燥救肺法，必得肺气濡润，即能清肃，始可有济。

　　清燥救肺汤加川贝一钱半，橘红一钱半，桑皮二钱，天竺黄一钱半。喻氏清燥救肺汤：桑叶、石膏、甘草、人参、胡麻仁、阿胶、杏仁、麦冬、枇杷叶。

---

　　①　龂（xiè 谢）齿：为痉病常见之咬牙症状。多由胃热炽盛、风邪袭于人体经脉所致。出《金匮要略·痉湿暍病脉证治》。龂，《说文》："龂，齿相切也。"

六八、寒疝宿饮

归　肝阳郁勃，动必犯胃，久则胃气大伤，全失冲和之用。以致肝之郁勃者，聚而为疝；胃之停蓄者，聚而为饮；疝动于下，则饮溢于中。所以居常胃气不振，时有厥气攻逆，自下而上，懊憹痞满，必呕吐酸绿之浊饮，而后中阳得通，便溺渐行，此所谓寒疝宿饮，互为其病也。病经数年，宜缓以图之，若得怡神舒郁，尚可全愈也。

茯苓三钱　桂木五分　白术一钱半　甘草八分　吴萸三分川连四分　干姜六分　半夏二钱　枳实一钱　白芍一钱半　生姜一钱　竹茹一钱半

复诊：

寒疝宿饮，盘踞于中，久而不和，阳明大失中和之用。今肠渐通降，屡次所下黑黄干坚之矢，既多且畅，则肠腑之蓄积者，得以渐去，肠通仍后胃和，此真数年来病之大转机也。盖饮疝互扰，皆在阳明，下流壅塞，则上流何能受盛？传导盈满，则必上溢，此理之易明也。今宜专与养胃，以渐渐充复其受盛传道之职，机不可失，正在此时。至于痔疡溺少，皆属阳明为病，可一贯也。

党参二钱　橘皮一钱半　茯苓三钱　半夏二钱　麦冬三钱麻仁三钱　叭杏三钱　蒺藜二钱　刀豆子二钱　芝麻三钱　柿饼一枚　粳米三钱

复诊：

病缠三四年，至今秋才得肠腑通润，燥矢渐来，继以溏润，然后胃脉不致上逆，呕吐止而饮食进，可见阳明之病，以通为补也。今深秋燥令，痔必稍愈，仍宜柔养阳明，以期渐渐充复。

党参二钱　橘皮一钱半　茯苓三钱　半夏一钱半　麦冬三钱　石斛三钱　秫米三钱　枣仁三钱　甘草六分　阿胶二钱　柿饼一枚　荷叶二钱

六九、喘　汗

善琏杨　前投清肺化邪、清心安神之方，诸恙渐退，胃纳亦增。后因烦劳伤阳，风温乘隙而入，微寒而热，咳嗽又盛，痰多色黄，中夹粉红，气急头汗，口燥胃钝，溺黄舌白，脉濡弦数。明属复感，所以诸恙皆来。此时宜急为清热化邪，毋使喘汗复盛。

洋参一钱半　杏仁三钱　丹皮一钱半　牛蒡一钱半　地骨三钱　桑皮二钱　川贝一钱半　羚角六分　天竺黄一钱半　茅根三钱　枇杷叶三钱

七〇、崩中瘕聚

钱溇方氏　崩中止后，腹痛渐和，经来稍有块，亦不致过多，似有安澜①之庆也。第脘腹气聚，攻胀妨食，食亦欠运，或作中酸，而身热盛于脊骨，寐有盗汗，大便似欠通畅。脉大而搏指，重按则虚。盖崩中瘕聚，原为冲任主病，其连及督脉，理固宜矣。血虚则生内热，而无以养肝。肝主上逆，顺乘中脘，曲直作酸，势所必至。冬藏之时，脉不收敛，驯后春令木旺，则扰攘正无宁宇，计惟有养肝阴以靖②相火，勿使龙雷潜伏，庶不致一发难收。

熟地三钱　归身二钱　白芍一钱半　杞子一钱半　旋覆一钱半　代赭石三钱　吴萸四分　紫石英三钱　阿胶二钱　沉香六分　牡蛎四钱

复诊：

崩后每逢经行血多有块，淋漓必致旬日之久，然后瘕逆攻痛、吞酸盗汗等症才退。脉虚弦而左寸尚嫌搏大，良由冲任逆举已久，血去过多，心主血脉之虚未能安靖，而须小心调养。

熟地三钱　归身二钱　白芍一钱半　阿胶二钱　枣仁三钱　紫石英三两　茯神三钱　丹皮一钱半　乌鲗三钱　线鱼胶二钱　牡蛎四钱

七一、肝胆郁热

杭州裘　服育阴潜阳药以来，春时竟不梦泄，是可喜

---

① 安澜：水波平静。比喻太平。
② 靖：平定，止息。

也。然晨易心悸，悸即易怒，多疑懊恢，此肝胆包络尚有郁热。凡郁热之冲，原无定时，而心胃独当其冲，所以自泪、鼻血齿血、口干舌黄、便溺，不能了了。脉弦实相因而来也。宜清肝之体，以调疏泄之职，则胆与包络皆和也。

洋参一钱半　生地三钱　白芍一钱半　石斛三钱　丹皮一钱半　麻仁三钱　蒺藜三钱　女贞三钱　山栀三钱　石决明一两　海蜇五钱　荸荠三个　朱砂安神丸四钱

七二、噎膈

黎里费　噎膈之症，古人谓病在神明之间。盖自无形而有形，故痰气血有皆郁者，今吐瘀后，左胁隐痛似和，而嗳逆饮溢尚须推究，则怡情仍不可忽也。

党参一钱半　橘皮一钱半　苏子一钱半　半夏一钱半　麦冬三钱　桃仁二钱　麻仁三钱　川贝一钱半　益智仁一钱　韭汁一匙　姜汁一匙

七三、寒疝宿饮

平望李　症情错杂，历久迭发不已，都属寒疝宿饮二者为病。据述自幼有疝，疝攻于下，必致饮聚于中。盖疝为厥阴之气，频扰于胃，则水谷皆易酿为痰浊，二者迭为宾主。冲逆于上，则眩悸、耳鸣、咳呕、络脉阻痹等症皆至矣。脉弦滑搏指，且曾失血，刚药难投，则取效不免难速耳。

蛤壳三钱　海石三钱　枳实八分　陈皮一钱半　云苓三钱
米仁三钱　蒺藜二钱　白芍一钱半　牡蛎四钱　竹茹一钱半　荸
荠两个　海蜇五钱

七四、便溏少寐

钱溇陈氏　投温胆汤加养血熄风方法，便溏数次，阳
明之痰得以下泄，风瘟遍发，肝胆之风得以外达，是以即
得寐安神清。然血虚之风、气虚之痰皆由内生，非比外感
风痰之易化。今复便结少寐，错妄，易饥善食，脉象数而
小弦滑，可见风阳杀谷，阳明尚未通和也。仍用前法略为
增减，须多服，以缓图之。

党参二钱　陈皮一钱半　半夏二钱　麦冬二钱　秫米三钱
生地三钱　茯苓三钱　白芍一钱半　石决明六钱　麻仁一钱半
稽豆衣三钱　茶菊一钱半　冬桑叶二钱　竹茹一钱

七五、吐　血

盛泽汪　烦劳多思虑。体本阳虚，当此酷暑，不耐大
气发泄，加以暑热外逼，肝阳内动，以致胃脉逆上，阳络
之血骤然壅溢，连吐三次，去血颇多且易，此属胃血为
多，与向年失血微有区别。今延半月余，咳逆渐止，夜寐
尚和，其不便左卧，以及头晕耳鸣、肢振等状，皆血去肝
虚，微有上扰耳。诊得脉虚濡而静，左手按之良久稍得弦

象，舌苔滑腻。口淡便泄，忽作忽止，溺犹短少，足见血后阳明空洞，厥阴风木易动难熄。宜用血脱益气法，和胃熄肝兼进。

党参二钱　橘皮一钱　茯苓三钱　山药三钱　百合三钱　扁豆三钱　阿胶二钱　枣仁三钱　穭豆衣二钱　白芍一钱半　莲子三钱　藕节二个

七六、臌胀症

张　素体单弱，阳虚湿胜，营耗肺滞，左胁下旧有肝积，兼之便溏下血，时作时止。自十余岁至今庚，其脾胃之不足如此，则上既无以资肺之气，下亦无以御肝之侮。故入春之少寐盗汗，是脾阴不充也；春杪①之能食不为肌肤，是脾阳不用也。中枢无健运之权，无怪其当湿土之交，而骤见腹满也。今脉来濡弱，舌干齿燥，肉削形羸，咳嗽痰气有音，饥不能食，便数溺少，种种皆脾肺气虚已极，健运之权驰，而气化之机废。此臌胀症之极重者，若喘泻一见，便难措手。补既壅滞难胜，泻又虚羸不合，计惟有从宣气疏腑一法，希冀万一。

洋参一钱半　橘皮一钱半　桑皮二钱　枳壳一钱半　川贝一钱半　谷芽四钱　猪苓三钱　甘草五分　茯苓皮三钱　大腹皮三钱　枇杷叶三钱　芦根五钱

---

①　杪（miǎo 秒）：尽头，多指年月或季节的末尾。

七七、阳微湿郁

某　平居嗜酒，阳微湿郁为病。去秋四肢疼痹，两足及两臂为甚，乃是湿蒸气滞，足太阴阳明络脉不宣也。继而鼻衄便血，《经》所谓"阳络伤则血外溢，阴络伤则血内溢"①，热泄气通，自然疼痹较衰矣。今春右乳结核，时咳痰稠，体疲脉濡，舌黄，目昏胃钝，亦属湿邪上蒙耳。然络病宜清，腑病宜通。时值夏令，取效难速，拟用和阳化湿、清气宣络，缓以图之。

六君子加防风、苡仁、泽泻、川柏、丹皮、赤豆皮。

七八、腰疽化脓

范朴斋　腰疽之脓已化，多而且厚，根盘高突而收束，按之软活，可无内陷横溢之虑矣。脓既多化，则病自渐减，腐自不盛，究属湿热蕴结所发，故化脓若是之易，勿深虑也。至于寝食皆废，全属阳明为病。盖阳明肠胃以通为用，今为湿热熏蒸，食积停滞，则传道之职弛而不张，自然脘腹胀满，而有不更衣也。胃不和则卧不安，伤食则恶食，湿盛则口干，而又不欲饮，湿化热则溺赤而热，此皆明证也。今幸身热已退，汗少出，舌白腻而里半黄，脉濡小而稍有流利之象，论大象似无恶逆，不过湿阻

---

① 阳络伤……血内溢：语见《灵枢·百病始生》

气滞之症，取效稍缓耳。议仍用微苦微辛以通运腑气为先，徐俟其大便通行，则寝食自当渐和，而疡症之收功，亦不难矣。

　　洋参　橘皮　茯苓　杏仁　川朴　丹皮　防己　谷芽银花　藿香　蔻仁

七九、疟　肿

　　南浔王氏　去夏疟疾，原属暑湿郁于气分，阻遏营卫运行之常，故时有闰余之疟参错其间。至春则血阻而经不行，自然气痹而肿，乃作肿先见于头面及至阴之地。至阴，厥阴也。厥阴为肝，肝本与胆为表里，此疟肿之所由迭起也。肝本为风脏，交春则肝木内动，风鼓湿动，则头面先肿也。迁延至今，湿热熏蒸于内，风阳鼓动于外，加以情志或有不调，饮食或有不节，则清阳升降之机益形窒滞，而肿及于周身也。胀至于废食，顷喉间呼吸有音，而颔下如垂，疟状反轻，而微寒时作，便干而数圊，溺少而气秒，齿燥口干，舌质砂白，脉象左沉数，而右沉弦数实，脐突背平，是又肺脾大失通降之权，而肝气益加横逆矣。急脉缓受，以理气平逆为先，必得喘汗不至，庶乎可望迁延，而开生机于一线。

　　旋覆　苏子　前胡　橘皮　云苓　沉香　紫苑　大腹皮　五加皮　桑皮　姜皮　川连　丝瓜络

八〇、肝郁滞火

嘉兴李　据述病情，先由肝郁之火扰动胃络，络血上溢而不多，已经多年，不免劳郁。渐致肝郁滞火，由胃下入脾肾之阴，上挟心君之火，为惊惕梦泄。晨则便溏吞酸，寐则腿膝内热，以及自腹至隔抵咽，游行上下，皆木郁之为痛也。此属情志内因，宜先调心脾以和厥阴。晨服黑归脾丸，晚用越鞠丸。神微黑归脾丸：人参、白术、茯神、枣仁、龙眼肉、黄芪、当归、远志、木香、甘草、姜枣。丹溪越鞠丸：川芎、香附、茅术、焦栀、神曲、楂肉、麦芽。

八一、湿热少阳风火

嘉兴赵　牙宣口臭，胃热上壅也；壮年耳鸣，胆火上郁也。比年来交夏必目病，两眦脉赤多眵，不能远视，是湿火与时俱盛也。今初冬仍然，两脉浮滑带滞，舌白腻有刺，厚味渐不能受，便结。全属阳明湿热与少阳风火未清，少年宜先清标，后治本。

甘露饮加茶菊、稽豆衣、丹皮。甘露饮：生地、熟地、天冬、麦冬、石斛、茵陈、黄芩、枳壳、枇杷叶、甘草。

复诊：

由浊至赤痢，而肠风，而侵侮，至于便难，每圊必痔坠，遇劳辄盛。此初因阳明有湿热，历年既久，金燥津虚，则痔漏成矣。肝木易郁且易侮，故近更有脘痛也。脉右大，胃阴不足也，况舌光鲜赤乎。

生地　归身　白芍　阿胶　首乌　麦冬　芝麻　柏子仁　柿饼　木耳

八二、痔血肠风

石门郑　初起便坚，后下血痔坠，原是阳明大肠金燥为病。此痔血也，迁延至三年余，竟无虚月，血去过多，阴络大伤，血无统摄，有似漏卮。肝脾肾三阴俱已枯燥，所谓上燥在气，下燥在血，气竭则肝伤，血竭则胃涸。水谷所入不能敷布，粗者留滞于上，酿为痰浊，精者渗漉于下，逆迫大肠。其心悸气急，近更咳逆，是痰将为喘也。其便溏日四五度，每圊去血数升，脉右芤弦，左寸关牢急，面黄唇燥，舌白如腐，是津液气血皆已告匮。然痔血肠风，究属阳明本症，此时惟宜急急存养津气以养胃化痰、敛摄阴络以安营止血。

洋参　麦冬　杏仁　橘皮　川贝　阿胶　椿皮　地榆生地黄　白芍　甘草　莲房　糯稻根须

八三、风燥肝火

季氏　脉得左寸已平，六部沉数已减，两关沉弦有力，舌苔厚黄糙腻。据述初投熄肝胆、养心胃、舒郁结之方，三四剂颇适，续又忽寒忽热，颊痛脘痞，口渴烦冤，呕吐饮浊则胸次稍宽，汗液蒸腾则表寒渐解。迄今七八日，寝食俱乖，络脉皆痹，喉鼻仍痛，而脉象反有调达之意，饮浊渐有通和之象者，是吐中有发散，木郁喜调达也。究其所以然，不独情志有所触忤，实亦肝胆易招风火也。人在气交之中，与天地气化本自然默默相通，况肝胆风木勃勃内动，虽身处重帏，而风燥之气自然感召。议用苦辛甘润之煎剂，以清肺疏胃，复以流动通降之散，以涤饮舒郁，亦古贤分治之法也。

洋参　石斛　胡麻　羚角　丹皮　苦丁茶　茶菊　杏仁　川贝　橘红　桑叶　竹茹

加味逍遥散，去甘草，加枳实、川连。

八四、虚损流注

菱湖金氏　多产则血虚，积劳则气馁，奇经八脉日就耗损，是以有腰痛带下之证。腰痛而即见脊骨折突，已属骨痿明证，如何尚从风治而用针刺耶？针而痛减，取快一时，贻误终身。积七年之久，遂既右髀内外竟发虚损流注。去冬外侧已溃，迄今清浓尚流，已若漏卮之难塞，而内侧肿如瓠，复又痛而难消，成废已不待言。第①八脉隶于阳明，阳明喜通养而不喜填补，所以历来与温补辄形扞格②也。今神色虚恍，脉象弦数，舌质鲜光，食少便燥，阴液少虚，仍能来复，不独形驱生废，且恐性命难全。计惟有通养阳明之阴，希冀谷食稍充，为带疾延年之末着而已。

---

① 第：且。
② 扞格：抵触。

洋参　麦冬　山药　熟地　归身　川断　杜仲　萸肉
五味子　木瓜　首乌　陈皮

八五、痰　饮

石门马　脾胃阳虚，易受难运，水谷酒醴，半酿痰
浊。循络旁行则为臂麻或疼，溢胃上行则为头眩，泛溢于
中道则为咳呕、便溏，充斥于营卫则为汗泄、为肢清，此
皆痰饮之为患也。去痰饮之源，在补脾和胃；节痰饮之
流，在节饮。今痰饮兼至，尚宜和阳之中，参入清热化
湿，为此时湿土渐沴①之际，因时制宜之法。

茯苓　桂木　白术　甘草　陈皮　半夏　川连　蛤壳
浮海石　泽泻　姜皮

八六、湿　温

陈　投清营宣气、存津透邪方药，脉象仅得濡缓虚
弦，不致模糊难以寻按。濡缓为风为胃，神虚则阳为湿
遏，弦为湿酿痰浊。春夏之交感症，风为春之余气，湿
为夏之主气，故现症每每如此。其昏昏如醉，蒸热舌黄
而灰，溺赤便闭，癍疹隐隐见于肌腠，欲达不达，都属
湿温。二气熏蒸郁遏，似烟似雾，清明之气皆为蒙蔽。
所欠肺气窒痹，不能宣化，则周身之气皆痹，而化解不

---

① 沴（lì）：克，伤害。

易耳。今虽未有大效，所幸安静，不致躁扰齿板，舌边稍有润泽之意。若得一意，极治七八日功夫，或有挽回之想。

犀角　连翘　鲜生地　天竺黄　山栀　鲜斛　川连
石菖蒲　橘红　胆星　丹皮　竹叶　芦根　至宝丹

八七、疳积痿

杭州余　年七岁，肌肉丰腴，素有小溲漩白如疳，此即脾胃阳虚而有疳积也。疳虽有五，大半属脾胃之虚。盖脾胃健旺，虽或饮食不节，何至积滞而为疳？况小溲之漩白，时作时止，而肚腹又和软，其为虚而为疳明矣。疳积在里，则脾胃之清阳不能上升，而虚痰虚湿反易蒙清窍、阻遂络，故春来行步蹇涩，目视不明，由渐致矣。凡因虚而有疳者，最易生痿。盖病虽异而其源则同也。比来不能久立久坐，手臂不能持物，痿之端见矣。将交湿上，手足痿废极易。脉左虚弦，右虚濡。急宜和补脾胃之阳，以御时令湿土之气，扶持月余，一交长夏，便易见功矣。慎勿克削其脾胃，致有减食便溏之弊。

六君子汤加黄芪、怀药、木香、砂仁、苡仁、羊肝、鸡内金、谷精草。

复诊：

疳症、痿症俱愈，而目仍不明。睛无纤翳，视日不耀，病必在水火二轮之亏。但童年即使亏损，何至若是之甚，况病由疳瘘，都属脾胃不足而起。古人语"目得血而后能视"。姑拟滋脾营益卫气，以补血气之源，希冀精窠充盈，神光回照。

党参　黄芪　山药　熟地　杞子　黄肉　菟丝子　羊肝　沙苑子　夜明砂　柴胡　升麻　菊花

八八、上腭痛

泂安许　素来体肥多痰，上年春夏痰出遽少，此非生痰之源遽清，乃气化之郁也。郁极则生火，所以季秋先觉咽痛，继见上腭肿，后且左颈颔亦肿，此必有郁怒劳心所致。手少阴心、足少阳胆、足厥阴肝三火勃动于中，上炎清空，则内郁之痰亦因火之势上壅络脉，而致内外皆肿。至于此极也，迄今已阅四月，然正其名，则咽腭之肿是上腭痛也。蔓延于外，左侧颈颔之肿上至颊颅，右及腮颊，坚硬不痛，是马刀侠瘿也。病之源虽一，而症之象有二，此姑不具论。但近来吞吐日难，饮食日少，肿势日甚，精气日削。投治之要，首从饷导①，议补议清，皆属迟图。然脉得小弦数而沉滑。夫小为气虚，气虚则痰益难化；数为血虚，血虚则火益难清；弦为木火；沉为痰伏在里。故上腭色红，舌根肿强，舌苔白滑，清涎黏腻，咯之欠利，

① 饷导：即"饷道"，指运输粮饷的道路。下文有"莫先于通饷道"，可证。

六七

便结溺赤，都属无形之火与有形之痰胶固煎灼，如城狐社鼠①之盘踞矣。症情既以如此，而斡旋之法，自必择其要，且急者而先图之。其先择莫先于通饷道，欲吞咽之利，则势不出乎上腭之溃脓，或胶固置痰火出舍。此二者轻剂虽有，恐缓不及时耳。欲拟煎散兼进法，庶几治痰不偏乎燥峻，清火不致于腻滞。然恐轻材不能胜此艰巨。

党参　陈皮　云苓　川贝　苏子　犀角　羚角　海石
天竺黄　阿胶　夏枯草

煎服。

海藻、天虫二味为末，加白梅肉，食盐冲汤调服。

八九、劳　疟

震泽孔　痁疟三年，近渐作止不常，大抵遇劳辄作，已是劳疟景象。疟时溺数不禁，是阴不内守；烦渴引饮，是津不上腾；况兼痔漏，复溃脓水淋漓，气液消亡甚矣。此复当春夏阳气升泄之时，陡然微寒而热，浊呕痞咳，胁痛神烦，此属湿温之气乘虚袭入，郁蒸于肺胃，少阳气络阻痹，游行三焦也。今热退食进，脉象弦数已平，惟见虚弱迟滞，较前病势将似退舍。然口干舌碎，苔白神衰，气夺汗多，食少寐不能安。虚体感邪，邪既未化，而正已告疲。深虑汗液过多，津气内夺，虚脱骤见，幸勿以小愈而

---

①　城狐社鼠：城墙上的狐狸，社庙里的老鼠。比喻依仗权势作恶，一时难以驱除的小人。社：土地庙。

忽之。

洋参　黄芪　橘皮　石斛　麦冬　杏仁　川贝　谷芽
云苓　猪苓　甘草　竹茹　甘蔗

九〇、痰　火

大窑沈氏　体丰阳虚，饮聚气滞，由来久矣。交春木
气司令，肝胆易动，顺乘阳明，逼动心营，以致脘腹攻
胀，心悸头晕，耳鸣，舌光少苔，多汗，火易升，足冷
清，饮减不饥。虽痰饮吐咯，究难清澈，痰火胶结，津气
易夺，春夏升泄之时，尤虑气火妄动，汗液易泄也。今脉
得寸关濡弦滑数，总属痰火二者交相为病。气即是火，平
气即所以清火；汗多亡阳，敛汗即所以和阳。加以涤饮以
和胃，胃和则寝食渐安，而心营自不致妄动，肝胆自不致
僭扰矣。

温胆汤去甘草，加洋参、麦冬、稆豆、牡蛎、黄芪、
旋覆花、白芍、小麦、蛤壳。

九一、新寒旧饮

石门陈　去夏之陡然吐血，当是湿热蒸伤阳络，络空
则湿热乘虚而入，留酿为饮。饮咳自春至今，惟有盛衰，
究未停息。凡饮之所聚，虽由血去络空，而饮之所生，实
因阳虚化湿，故夏秋胃纳虽和，而体乏无力，右腿时痛
也。此新寒引动宿饮，身热汗多，咳而兼呕，周身络痛，

而左胁为甚，且至气逆胃钝，卧偏着左，嗳气矢气，便溏溺赤。口腻舌白，脉象沉弦，左手兼数，沉弦为饮，左数为肝胆虚热。大抵饮踞于胃则右降不足，肝胆风木乘胃之虚，则左升有余矣。和胃以涤饮，逆平以抒络。胃和则饮咳可缓，而谷气可复，逆平则络痛可止，而血不妄行。

洋参 橘皮 茯苓 半夏 杏仁 苡仁 旋覆花 归须 冬瓜子 海石 竹茹 芦根

九二、吐 血

桐乡曹 吐血起于去夏，今夏至今屡发而多，多为胃络之血。然不能左卧，咳而兼呕，且有滑泄，是胃兼肝矣。今便燥舌白，脉右细弦，左尺虚小而静。脉左静是血症之佳兆，然细弦为肝邪阴脉，今偏见于右，当是木乘土中，胃不降而肝过升，以致阳络之血上腾不止也。肝胃皆宜降，议以静药降之。

熟地 山药 白芍 阿胶 党参 款冬 紫苑 蕲艾 紫石英 百合 甘草 沉香 童便

复诊：

血止后，咳逆未罢，仍难左卧。畏寒是阳虚卫弱，偏卧是气竭肝伤。脉微弱，神虚怯，根蒂未固，风浪难经。血之暂止未足持，再发深为可忧。宜乘平时急为补养。

熟地 白芍 阿胶 山药 党参 百合 黄芪 川贝 紫石英 甘草

九三、痰　证

西塘朱　投轻剂疏解方法，痰来较多，汗出亦透，冬至大节毫无变动。今脉象静小柔缓，惟右部稍见沉弦。据述寒热总甚于脊脊，而热则痰升倍多，即有些少之血，亦必乘热而来，大便干结，或稍带血，舌苔滑白，并无燥渴。前所论寒热、咳嗽、失血三者，既彰彰若是，则寒热之不肯已，显属阳微饮踞，碍营卫运行之机，所谓阳微恶寒，营虚内热也。《脉经》谓"沉弦为饮"，况见于右部，则当从阖阳明为主矣。其所以骤难取效者，既已营血易动，则温药势必难投，但藉甘药和饮，则为力较薄也。

党参　橘皮　茯苓　半夏　麦冬　枳实　黄芪　白芍
阿胶　竹茹　大枣　黄芩

九四、外风引动内风

震泽吴　季夏产后仅阅五月，经行四度，每嫌过多，而此番尤甚，竟似崩中之象，三日才止。数日来眩晕麻痹，推第一节时或酸胀，则百脉驰懈，神思惝惚，几乎不能自主，昨晚且有厥象。据述咽腭间似有胶痰黏着，咯之难出。脉得浮弦而数，舌糙白，昼夜不能成寐，心悸易汗，此体本阳虚，素多痰浊，郁蒸易热，热逼营阴，所以新产即经行频数且多。旬日前必有微感，外风袭入，引动内风，血液得热妄行，冲任空虚，阳明不和，变现种种，皆属风阳扰动八脉。宜以静剂潜育为主，佐以通养阳明，兼化痰热。

洋参　橘皮　云苓　半夏　秫米　茶菊　白芍　丹皮
石决明　穞豆衣　桑叶　竹茹

九五、暑　湿

海宁潘　秋季便溏数日，即见面目小溲都黄，叠投温中、消滞、燥湿等方，驯至食减，腹胀满，足肿，咯血鼻血。今脉得左部细涩，右关尺弦实而坚，唇燥舌裂咽痛，表寒络楚，明属今夏暑途劳顿，暑必挟湿，湿蒸为热，阻气机伤营，病机已非轻藐。此时宜清营分之郁热，若再从气分渗导，非但湿反化火，而热益入矣。从《经》训"轻可去实"① 之旨用方。

洋参　麦冬　丹皮　橘皮　郁金　白芍　泽泻　青皮
蒺藜　生地　丝瓜络

复诊：

咳嗽幸即止，六脉亦暂停匀，惟虚涩，腿腹之肿甚于胀，茎肿甚于囊，溺赤目黄，动辄气促，口舌燥象似乎略减，犹未能迳进通渗，宜上滋肺阴，下清小肠，以通调气化，循序施治，岂可欲速偾事②。

洋参　麦冬　阿胶　紫菀　桑皮　大腹　橘皮　茯苓

---

① 轻可去实：语出《素问·至真要大论》。
② 偾（fèn 奋）事：把事情搞坏。

丝瓜络　琥珀

九六、肺　疟

胥溏朱　瘕后瘩尚未尽，时隐时见胸腹，寒热仍然应时而至。虽曾寒战，而伏气之郁犹难净尽，势必得寒始退。咳渐稀而痰渐浓，足见蕴结之湿浊渐次痰化矣。痰中及圊时仍稍带血。脉得左部虚小，重取关部稍带数意，右部沉弦数，然弦多于数。每有干咳，连声必作喷嚏。合诸痰血便血，则邪之扰，原属肺胃大肠为多。今寒热有定时，而咳将止，则当从肺疟主治。考前贤肺疟主方，又嫌与症情尚有漏义，宜参合少阳一法，冀其情志之郁与病气之郁，由内渐达于外。盖攻补两无所施，计惟有和之一法，与病吻合耳。

小柴胡汤去甘草、枣，加陈皮、白芍、知母、天竺黄、川贝、郁金、丹皮、桑叶、竹茹。

改方：

据述寒热稍轻而未止，尚有便血，宜养肺胃大肠，兼熄少阳。时方春始，宜与静剂，相为休养。

金匮麦门冬汤加秫米、橘皮、茯苓、白芍、穞豆衣、地榆、椿根皮、柿饼、竹茹。

九七、痫　症

官弄宋氏　前年夏怒气伤肝，肝胆风木挟痰火内扰，致发痫症，迄今两年余，其神呆善怒、默处寡言、多唾干呕等症皆减而未减尽。近月来神思困倦，饮食少进，大异常时。脉濡弱虚涩，惟右寸独大，舌苔滑白边胖，中心黑腻。微寒而热，干咳耳鸣，心虚少寐，手臂动即振掉，此又风燥之火，上形肺金，中劫肠胃。熄风化燥方法以化客感。

洋参　橘红　茯苓　半夏　杏仁　川贝　枳实　丹皮
天竺黄　茶菊　桑叶　竹叶

九八、血虚风生

又　崩、淋、带下皆属八脉为病，既经多年，血液虚耗，况兼脾胃又虚，食少便溏，气血资生之源不能充旺，自然日晡寒热，头痛眩晕，耳鸣腰酸，脘闷跗肿，牙血、口苦、舌黄等症杂出矣。今脉得浮弦数，面浮颊肿，宜先养血熄风法。

洋参　山药　陈皮　丹皮　荆芥　白薇　生地　阿胶
金樱子　莲子

九九、营卫不和

湖州沈氏　病经一月有半，疟状日作，寒少而热多，汗出溱溱，无片时之敛。寒热盛时则头痛干呕，平时则呵欠频引，加以耳鸣、心悸、嘈杂，虽纳不过日进粥十余盏，清涎自溢，便溏溺热。脉右虚弱，不任寻按，左虚弦。惟晨刻寒热未作，则有片时假寐。此皆由于平素烦劳过度，阳明大耗，不能自阖，饮浊内踞则营卫为之不和。凡胃弱则肝易来侮，此阴阳胜负之理，但见症种种，都属阳虚卫弱，肝经都无症据可指。久延不已，汗多则阳亡而津涸，深恐有中消之变，慎勿轻视，即作寒热论治，亦当从阳微为病，苦寒热之例矣。

党参　黄芪　橘皮　云苓　半夏　桂木　白芍　牡蛎
淮小麦　粳米　大枣

一〇〇、暑湿入心包

濮院吕　暑湿阻气，郁而为热，汗出不解，邪迫心包，目赤耳聋，神昏谵语。幸得咳嗽疹出，诸恙渐退，迄今两旬，稍能安寐纳谷。惟热气蒸腾，干咳未罢，目眦犹赤，脉象濡滞。是暑退而湿未化，宜甘平淡渗以清气化湿。若小心调养，不致食复劳伤则愈，亦不致迁延也。

洋参　杏仁　橘皮　川贝　山栀　苡仁　莲草　滑石
天竺黄　鲜斛　芦根　竹叶

一〇一、暑热症

南浔张　先觉寒热模糊，呕吐殊甚，继以疹状分明，参差后间日，总计已旬余日。非疟来寒战而热甚，竟日始平，汗多消渴，颏胀胸闷，胁痞烦冤疲惫，大便越数日一更衣，坚硬色黑，小溲赤热而不多。舌质红而苔微白，脉弦长而濡数。此属暑热之邪，由少阳直迫阳明，阻痹三焦。幸得战汗畅达，虽痞闷烦冤，不致十分纠缠。宜辛凉清解阳明，可望渐解也。

洋参　知母　石膏　橘红　云苓　杏仁　蔻仁　半夏益元散　竹叶　荷花露

一〇二、盘肠痈

扬州府费氏　胎前曾患遗尿、漏胎等症，卧床数月，可见素体内有虚热矣。十一月稍健，冬岁产后，微有腹痛，继以右胯痛连腰腿，是即肠痹之见端。肠既不通，胃岂能和，脘腹即痛，环脐为甚。后得上吐饮浊，下便脓物，痛势随减。然大便即闭，腹肿如故，肠鸣如雷，转侧小声，明属回肠当有积滞，非盘肠痈而何？迁延至今，经行两度，而此番多而且久，是血分虚热也。腹有癥块，不沉着而浮动，是血郁气滞也。混而言之，则腹中不和；分而言之，则病有三项，岂可混同杂治哉。然治病必提其纲，总属产后冲任大虚，气血交滞。冲任隶于阳明，故肠胃独形窒滞也。按脉右手濡滑，左小弦，沉候更见滞涩。不但血热气滞俱欠流通，而且肠燥腑痹，糟粕亦有留着也。通则不痛自是古训，况阳明以通为用，以通为补，通补阳明是正治。

生地　归须　白芍　丹皮　洋参　楂炭　泽泻　青皮九香虫　苡仁　杏仁　丝瓜络　玫瑰花

一○三、肠风症

震泽沈敏求　体素阳虚，便泄、痔漏已经多年，二症皆肠之为病也。比来痔虽似瘥，而便终不实。新秋风凉凄恻，内淫肠胃，暴下清血，杂以水沫糟粕，此正肠风症也。至今五十余日，迄不得止。前次曾有谵妄，当是血液大耗，心气虚馁，神与之构，若有凭依也。今番间日发热，微有寒意，而漏风之汗益多，当是风阳内动，血既内耗，阳易浮游也。阳风之脉宜沉静，左三部惟虚弱而无浮燥，可知发热非由外感，具与证合，独右寸短滑如豆，蹶蹶为小异耳。想大肠与肺为表里，肠虚则津液无以上供，而肺家之痰气易于留滞矣。此时所幸胃气尚无大忤，急须和阳明以消风止血，中年早衰，诚不可使病魔久扰也。

党参　麦冬　山药　荆芥　地榆　丹皮　稊豆　木瓜椿根皮　甘草　柿饼　荷蒂

一○四、饮　咳

新市虞　咳而呕，痰来稀薄，晨昏为甚。咳之作必先有气自脘上逆，或腹中气聚攻动，此皆饮咳之本证也。饮之所聚，由于阳微胃弱，水谷之精微不能游溢布输，停留于中。一有七情六淫之感浊，皆能激动其饮而作咳，故于胃虚阳动之时，平旦必咳较甚也。今晨昏俱盛，日晡微有寒热，是兼有肝胆郁火内扰矣。其所以纠缠两月，盛衰无定，颏胀口淡而腻，舌心素来光淡，今边有腻白淡黄之苔，肢节酸疼，是兼因时令湿蒸热逼于外也。膈中痒原是燥火，然非燥火之邪，是肠胃津气本来虚燥，故舌心光而便艰涩也。总之饮咳之动，由于肝胆郁火之内扰，其纠缠由于湿热天时之外侮。而论治法固以和饮为主，然内调郁火，外攘湿热，亦不可少，且不可专事刚燥。盖津气益耗则阳益燥，而胃益滞，湿浊尤无去路也。脉右弦大数，左小弦微数。

黄连温胆汤去甘草，加洋参、旋覆、海石、生蛤壳、杏仁、荷叶、佛手柑。

复诊：

用胆胃两和兼化湿热法八剂，初觉甚适，后四剂其咳呕膹郁，忽寒忽热，颏胀腑痹如故。然兹当日晡身热之时，二脉之弦数皆退，六部皆见濡大，右尤大于左，则饮之聚皆由阳虚胃弱所见矣。同一方而前后顿殊，是初胃和则小效，后即嫌药之力薄也。膈痒即咳，咳之不爽即呕，乍得食即呕，明属胃脉之逆上甚易矣。然胃之所以不和，实由肝胆气火上侮，非全由于饮之多故。寒热不盛而无定时，当颏时胀时否，且咳时络觉气火膹郁也。凡阳虚则无以卫外，胃弱则易以召侮。当此酷暑，难保无时令暑湿之邪，乘虚动疟，故煎剂因以和饮为主，而御外侮之法，可虑其中。至于肝胆之郁，气火易升，只宜另用逍遥分治，庶几传病天时可以兼综矣。

六君子汤加麦冬、旋覆、蛤壳、海石、姜汁、竹茹、刀豆壳，加味逍遥散。

一〇五、湿　热

新市费　去夏脚注，寒热起，自然是时令湿热之邪，蒸郁阳明，久而不化，则肠胃大失受盛传导之职，故身热能食、才纳脘胀、大便易溏等症，皆阳明肠胃病也。其身热有盛衰而无作止，本属湿蒸为热，初则伤阳，久则伤阴可知矣。然非因虚而始发热也。其才纳辄胀者，是胃之受盛有难胜也。其大便易溏而又欠爽者，得苦燥药辄暂下干矢。今更腹痛无定所，或拒按，或肠鸣，或下白物似痰似脓，或似瘀，正卧则腹满而臌坚，是大肠之传导不及也，是近时更有肺气下郁于大肠也。凡肠胃不和于内，而又蒸热于外，则饮食所入断不能尽化精微，其大半酿为痰浊液也必矣。既不顺流而下，势必逆迫而上，况初夏又有风寒客肺而为咳，则肺、胃、大肠之主乎通降者，皆失其序。是以身热益甚，胃纳益减，腹胀便泄，溺涩赤，亦益甚也。病经数年，其源流正变大段①为此。总之，皆肺、胃、大肠受病为多，其津液之虚，气化之窒，有加无已。今脉得弦搏数，绝少冲和之韵，而舌质之鲜赤已久。为今之

---

① 大段：大略，大体。

计，借箸大难①，惟有冲和之品养其肠胃津液而资其化源，冀其土有生金之助，热有退舍之机，作鲁阳回戈②之想。至于咳嗽白疹，显属于肺复有感，何可专论积病，而置新邪于度外哉？

桔梗　洋参　橘红　茯苓　石斛　杏仁　桑皮　地骨　滑石　鲜莲子　甘草　枇杷叶　川贝

此仿古人"轻可去实"之法，以专治肺胃大肠而期先退热，若不论脉而见病治病，则无从下手矣。

一〇六、湿　温

轧村周　阳虚气郁之体，平素喜暖恶凉，腠疏易感，毛窍亦虚，所以风易袭而湿易蒸。近当湿土渐渗之时，复感外湿，蒸郁于中，以致大便旬余不行，小溲赤涩而少，舌黄不渴，脉沉而涩。此湿热内蒸，则气机滞而腑阳阻也。里气不通，则内蕴之湿热浮溢于表，而为微寒蒸热，汗多头胀，胸腹痞闷也。急宜理气疏腑，必得便通溺利，则里通而表自和。此初夏湿温之症一定治法，且多郁阳虚之体，尤以疏通为要。

厚朴　枳壳　橘皮　杏仁　白蔻　瓜蒌　赤苓　通草

---

① 借箸大难：代人筹划解决难题。借箸，即借箸代筹的省略语，比喻从旁为人出主意。

② 鲁阳回戈：成语，常作"鲁阳挥戈"。传说周武王部下鲁阳公参加伐纣之战时，愈战愈勇，眼看天色已晚，鲁阳公举起长戈向日挥舞，吼声如雷，太阳又倒退三个星座，恢复了光明，终于全歼了敌军。出《淮南子·览冥训》。比喻力挽危局。

藿香梗　洋参　石膏　芦根

一〇七、疝

胥溏朱　腰痛已和，维或咳嚏，亦不行动，转侧之间已觉如意，脉右之弦亦平，左之迟弱亦稍有力，可见络脉闪挫致病一层已通和矣。惟是腹左之疝，结聚已经多年，此本任脉为病，非必厥阴肝气下滞，结为癫疝可比。盖任主担任，老年营液就虚，冲任失养，不能主蛰潜藏，则易贲逆于下；阳明独当其冲，故谷食难运，而痰浊易聚也。宜用柔中之刚，阴中之阳，缓图慎摄。

熟地　归身　白芍　小茴　橘核　党参　沉香　苏子葫芦巴　金铃子　牡蛎　荔核　韭白

一〇八、痰　湿

菱湖朱　胃阳脾阴两虚之体，水谷精微不能敷布，易致留酿痰饮湿浊。故春末才交土令，里酿之湿即隐上蒸动，与天地之气默相感应。时有蒸热，而手足心尤炽，稍热则相火动而遗精，稍凉则内饮动而呕酸，稍劳则中气虚而弱①赤即甚。此皆脾胃不足而痰饮湿浊易聚难化，故心下悸，晨得咯吐痰饮为快，目眦黄，胃顿神疲形瘦也。黄梅湿土渐涔之时，最易身热，甚而胃气薄。宜和阳以治

---

① 弱：疑为"溺"之误。

饮，运脾以化湿，本末兼综，体病兼顾，扶脾胃以御湿令。第舌光无苔，脉濡少神，偏寒过燥、滋腻重浊皆在所忌，用药倍宜斟酌耳。

党参　橘皮　茯苓　冬术　山药　莲子　猪苓　阿胶
刀豆子　泽泻　藿香　茵陈

一〇九、暑　热

嘉兴鲍氏　先左臀发疽，未曾收敛，后感暑热，先单热，复作间日疟状，迄今旬有三日。热时昏闷头胀，脘痞烦冤，舌光淡燥，前板齿燥，便结七日不更衣。此暑热内燔，肺胃津气已将告匮，而蕴伏之邪，虽曾发痞，仍未清化，有内闭外脱之虞。脉得小弦数。当急急挽回。

洋参　橘红　赤苓　知母　石膏　杏仁　川贝　通草
白粳米　滑石　竹叶　芦根

一一〇、肺气垂绝

濮院孙母　去年秋末，干咳气逆，内热，自冬历涉春夏，迄不能愈，已属上损极重之症因循失治。今届酷暑蒸迫，火旺烁金，金枯肺痹，清肃之令不行，以致身热汗多畏风，喘咳上气，不得卧者六七昼夜。昨晚虽已稍能倚息，然偏左不能着右，胁痛，咽干口燥，舌赤，形羸肉削，脉微如毛。此肺气垂绝之候，久病至此，难许挽回。姑拟养肺阴、滋肺气以清暑定喘。

阿胶　牛蒡　洋参　叭杏　川贝　石膏　苡仁　芦根
兜铃　枇杷叶　益元散　冬瓜子

一一一、中　络

嘉兴徐氏　中络两月，寝食已和，左跗之肿渐退，稍
能徐行数步，左臂运掉①虽已如常，而尤觉痛，未能握固。
旬日来投阳明冲任通摄方药，脉右之弦数已平，六部皆见
沉小虚涩，其经停带重如前。凡中络之症，手经之取效较
难于足经，今通治阳明者，以其主束骨而利机关，可通于
冲任也。然两颊之肿独虽退，左臂之痛似难已当，因平时
素有脘痛饮症，宜用丸专以治臂，以辅煎剂之不足。

党参　麦冬　石斛　木瓜　阿胶　苡仁　归身　川断
乌鲗骨　杜仲　金樱子　茯苓丸

一一二、眩晕少寐

王江泾陶　春季因溺摄气，气火挟痰浊反胃②清阳，
陡然晕仆。从此眩运③少寐，不饥欠运，善嗳，多愁少乐，
纠缠至今。此皆肝胆郁火与阳明痰饮湿浊纠聚于膻中，以
致神明惨惨不乐，寝食皆乖耳。近复小有暑湿疟状，亦可
兼综。舌后半白腻，脉濡弦滞，宜温胆加味法。

---

①　运掉：运转摆动。
②　胃：疑为"冒"之误。
③　运：通"晕"。《灵枢·经脉》："五阴气俱绝，则目系转，转则目
运。"

黄连温胆汤加山栀、天竺黄、胆星、蛤壳、佛手、芦根。

一一三、大头时行兼牙槽痈

湖州姚　夏远出经营，郁怒动肝，暑风袭卫，湿热内蒸于阳明。先右侧齿痛，继以腮颊、头面、颌颈皆见红肿，自右及左，渐致腮龈溃脓，憎寒壮热，痰渐神昏，牙关紧闭，便秘溺赤，此大头时行而兼发牙槽痈也。迄今四十余日，蒸热渐作，腮肿未消，脓浊痰气既未清化于上，便溺又复秘涩于下，以致中宫壅滞，不饥少食，舌苔腻厚，脉象弦滞。正虚邪实，何持无恐。疏理中宫，分解上下，仍从三焦论治，希冀挽回。

党参　橘红　云苓　牛蒡　杏仁　天虫　芦根　川贝
苏子　佛手柑　桔梗　枳壳　银花　甘草

一一四、暑　湿

湖州汪　木火质体，烦劳郁怒，稍嗜酒醴，不但阳虚，营阴亦颇不足。平日常觉手足心热，今夏酷暑蒸迫于火，湿热酝酿于中，先有微寒蒸热，胸闷，便涩溺赤，腰酸胁胀，迄今两旬有余。便溺渐通，寒热亦退，舌苔白腻，痞噫未舒，食少无味，脉象弦搏。虽云脉体偏阳，而指下究少和缓之神，想所感暑湿之邪本属不多，其所以易感而难化者，实因劳怒太过，肝木早失调达，气机久已窒滞故耳。此时欲化暑湿之余邪，必先调养厥阴之横逆，所谓"攘外必先安内"也。

洋参　旋覆　代赭　半夏　橘皮　云苓　苏子　蒺藜
刀豆子　建曲　白芍　佛手　竹茹

一一五、暑　湿

桐乡叶又宅　暑湿阻气，蒸郁为热，大便易结而难通，仅更衣一次，岂能彻底清化。虽表热似退，而里气尚壅，骤然多食，必致气壅腑滞，而热复作也。今晨所去干矢虽多，然舌黄齿燥，脉右濡，左弦大未平，其里气未通，余湿未化，显然如绘。清阳明必兼存津，化余邪必先益气，静以俟其徐化，慎勿欲速反迟。其稍参疏郁者，法外之法也。

洋参　麦冬　橘皮　茯苓　知母　石膏　川贝　杏仁
白粳米　青皮　佛手

复诊：

暑湿余邪，由肺下迫大腹，似痢非痢，宿垢由此而去，而脾气亦因此下郁，所以腹痛后重，转矢气也。今诊脉濡微兼弦，舌腻色滞，胃顿溺涩，其肝之气化不利，全由性多忧郁，以致湿蒸腑痹耳。欲速不达，岂遽忘之。经论痢而转矢气者，当利小便。仲景即示宣肺法门，此又可推矣。怡神舒郁，静以俟之，治病养病，同此一理。

洋参　橘红　茯苓　杏仁　紫菀　桔梗　枳壳　通草

枇杷叶　芦根　知母

复诊：

左胁下痞气为肝胆之郁，郁极而达，横决冲逆，呕吐酸浊后，总得木郁达之。数日来有形之痞已敛，而无形之气犹未疏畅，所以便干且畅，而犹知味不能多食，脉左犹见弦象也。然大势已可无虑，宜疏补兼进，以调肝胃，节饮食、戒劳怒，以俟其康复。

党参　橘皮　云苓　谷芽　牡蛎　白芍　青皮　蒺藜
鸡内金　砂仁

一一六、暑湿痰饮

冯家浜冯氏　微寒而热不解，头痛虽罢，胸闷腹胀，咳呕气急，痰薄而多，舌苔黄腻，脉象沉小弦数。此暑湿痰饮之内伏者未曾清化，复感新凉外薄，以致伏邪内动。弦数见于沉候，知邪之发于里者为多矣。宜轻以疏表，重以清里，用微苦微辛以涤饮通阳，必得痰爽疹透，庶乎化解能速。

沙参　白前　橘红　半夏　杏仁　茯苓　黄芩　苏子
牛蒡子　竹茹　枳壳　芦根

一一七、暑湿秋发

徽州毕　寒热日作日晏①，汗少不渴，胸脘痞闷已经

---

① 晏：安定。

旬日，大便仅二次，小溲赤少，舌苔白厚糙黄，面目俱黄，杳不纳谷，脉右濡滞，左濡弦。此暑湿之邪，伏至秋时而发，自里不能达表，阻痹三焦，抑遏营卫。惟湿重于暑，故无大渴大汗，而蒸郁为黄，日作日晏也。在里伏邪，宜先疏表，今便溺窒塞如此，何能宣解耶？议苦辛微温，以疏腑通里为要。

厚朴　枳壳　建曲　川连　橘皮　茯苓　杏仁　苏子
滑石　谷芽　藿香　芦根

一一八、暑湿痰饮

粤东曾　暑风湿热薄于外，痰饮动于内，交阻气机。寒微而热盛，颈胀脘痞腹滞，烦渴呕逆汗多，溺少而赤，便结不行，已八九日。舌苔干白，脉象弦小滑数。此邪阻阳明，壅遏未化，是腑病为多，究非经邪作疟可比。宜疏腑以化邪，不可表散，以过汗亡阳，里通则表自和也。

杏仁　白蔻　枳壳　橘红　厚朴　建曲　知母　石膏
赤苓　滑石　佛手　芦根

一一九、暑　湿

嘉兴庄　连日来热势渐有作止，热止时汗收神静，稍稍进粥安寐，热作时仍然汗多烦燥，多言易恼，渴喜饮凉。此阳明渐热，亦气分湿蒸疹瘩欲达之候也。今胸腹疹瘩已多，即是邪之出路。但平素湿郁气滞，此时暑邪易去，而湿邪未化，所以舌腻胸闷，便干未畅，溺赤未多，脉情芤濡弦大。尚须宣气疏腑，以化余暑而清湿热，候其疹瘩层出，便溺渐畅，便可向安矣。

杏仁　白蔻　枳壳　橘皮　石膏　赤苓　滑石　山栀
姜皮　连翘　银花　佛手　芦根　牛黄清心丸

一二○、痰　热

善琏孙氏　疟止后，寝食渐和，神气亦静。其舌痛虽微，苔白未净，腰胁痛滞，不耐久坐，脉象小弦滑，究属痰热之郁积阳明者，阻痹气络，未得宣畅通流故耳。其所以郁积而难宣通者，则由大便之素难也。阳明以通为用，宜仿此用意。

洋参　橘皮　茯苓　金斛　鲜地　杏仁　苏子　苡仁
白芥子　蒺藜　荷梗　丝瓜络

一二一、肝木乘土

陶墩吴　除夕伤食，腹痞而痛，不饥食减，至春季外见肿满，而内之痛胀如故。今纳甚少，便干涩黑而不畅，频转矢气，溺亦黄赤，嗳而气逆。舌苔中心黄，脉小而迟，右较弦。此肝木顺乘中土，而为中满也。时已交夏，湿土司令，取效而尤属不易，勉拟中满分消之法，希冀挽治。

厚朴　陈皮　枳壳　苏子　半夏　川连　青皮　槟榔

鸡内金　莱菔子　砂仁　云苓　丝瓜络

一二二、肿盛致泻

湖州史　烦劳嗜酒，阳虚饮聚。去秋即觉神疲，食少，呕吐清饮，间或濡泄。延至春末，饮溢为肿，肿盛致泻，日必数十度者，又复月余。近更微寒，而热之后，泻益甚而食益少，腹中雷鸣。舌淡白而不渴，脉左沉微，右濡滑。因缘辗转，都属阳微内饮为病，无论肿势难免再作，即论大体已属可忧。

附子理中汤加香附、砂仁、陈广皮、云苓、半夏、泽泻。

复诊：

泄泻已减，昼夜约十度，胃纳未旺，舌鲜脉虚，仍宜和阳为主，稍参柔药缓之。

香砂六君子，加附子、益智仁、泽泻。

一二三、吐　下

嘉兴盛　半年来，吐下一次，续又下一次，皆瘀也。然所去不多，而形色竟似脱血之后，脉象又现沉实数搏，兼之肩项气火上冲及巅，耳鸣健忘，寐不安神，舌黄溺黄。总之，蓄瘀未尽去，新血无由。究其所以聚瘀之故，则由思虑郁怒，肝脾大伤，所谓大劳大怒则血脱也。此时逐瘀既有投举之忌，救正又有养痈之患，勉拟仿古九补一攻，希冀牢笼漱涤。

桂枝　桃仁　大黄　甘草　黄连蜜丸，晚服二钱　黑归脾汤

一二四、郁　证

长安陆　素体气血两虚，虚则不能充满流动而郁，气郁则脾枢不运而善遗，血郁则肝阳时动而失血，体质之得天稍偏也。今春季便泻二三日，多少疏数不常，而圊时痰沫杂出，是痰泄也。泻久不已，则阳明益虚，厥阴益滞。木侮土则膜郁填胀、嗳呕悸惕、夜不沉寐、食不知饥、易汗溺浑等症参错叠至也。今脉得六部皆弦，饮脉自弦，肝脉本弦，其为郁痰郁气无疑矣。古人论郁症在非虚非实之间，原指人事之郁而成病者。今郁由于体气之积渐而成，尤宜参酌于气血之偏胜矣。病属纠缠，势难速效，宜耐心静养，观香自适，方药虽轻，久服自能渐安。

党参　橘皮　云苓　半夏　秫米　蒺藜　蛤壳　海石
刀豆子

一二五、劳　郁

长兴张雨香　素体阳虚，心气不足，用之太过，则不能下交于肾，而间有遗泄。年来酬应世故，又多劳郁。劳则伤阳，郁则伤气，气郁则火郁，火郁则痰郁。兼之季春，时感发瘭之后，未免有添些少瘦，火郁遏于肝胆之

间，胆寒则胃热，以致少寐多愁，易悸善怒，心神之间，自觉阴惨不乐。前贤所论少寐、怔忡等症，皆由于阳虚，谓膻中不和，则神明无以自主，而喜乐少焉，即此证也。今诊得脉象沉郁之中，略见弦意。《脉经》所谓气郁者脉多沉，沉弦为饮，饮则痰也。至于舌白口腻，阳虚有湿，腹左疝聚，气郁则滞，皆可兼赅矣。论症脉只宜怡神悦志，加以时服调和胆胃之方，则气火痰有日分去机，不致聚而侵扰矣。若不能洞察病机，多愁多虑，则反助病之威，虽无大碍，未免小有纠缠也。

党参　陈皮　云苓　半夏　枳实　秫米　蛤壳　蒺藜
川贝　枣仁　竹茹　莲子

复诊：

半月来，夜寐较多，咳嗽已止，脘腹渐舒，脉之沉郁者转为濡弦，情志之病，旬余调剂，效虽少而亦已速矣。然肝胆之易动，膻中之未和，痰湿之易聚，疝气之犹滞，究未能霍然也。治病之法，虽方药难以执一，然总以和胆胃、理痰气为彻始彻终之法。至于养病之道，虽起居服御之繁，亦难以尽述，然"后忘"两字，实此症无上金丹，非泛泛宽慰之夸谓也。

党参　橘皮　茯苓　半夏　枳实　秫米　蒺藜　蛤壳
石决明　胆星　石菖蒲　竹茹　莲子　朱砂安神丸 朱砂安神丸：川连、全归、炙草、大生地、飞朱砂、五味。

一二六、喉 蛾

杭州杨 喉蛾非喉痹之一阴一阳结也，是阳明津气不足，少阴虚火上炽，虽难速效，究无大碍。长夏火旺之时，因炎发热，两足忽挛，是火旺烁金，治节不行矣。复感外风，则肺痹而为风水之症，面跗浮肿，随气而为升降，气逆咳呕，脉左弦数，渐肿及囊，溲少不利，必将肿盛腹满反覆不止。此属最为纠缠之症，宜耐心调治，断难欲速也。

麻黄 杏仁 石膏 五味 干姜 甘草 橘皮 桑皮 茯苓皮 大腹皮 半夏 麦冬 姜皮 赤豆皮

一二七、新产风客

藏谷桥 新产子宫不收，痔坠心悸，五朝①子宫与痔遽收，而陡见气冲似呃，搐搦齘齿，心神尤惧，不能安寐，稍寐则魄汗淋漓，自觉头目似蒙，右侧脓耳益鸣，迄今已将半月，诸症未退。其稍异于前者，胸次膹郁隐痛，与气冲时鼻吸有声。今脉得濡涩，右部沉候小弦兼数。此属新产血虚液燥，风阳内客冲任，直行清道，由肺胃上造巅顶，风木为之振掉，神明为之荡摇，以致阳不入阴，而夜交睫②矣。急宜静剂育阴潜阳，稍参息风法。

---

① 朝：日，天。
② 交睫：上下睫毛合在一起，指睡觉。

阿胶　川连　生地　枣仁　白芍　稽豆　归身　荆芥

鸡子黄　石决明　羚羊角　桑叶　芝麻

晚服朱砂安神丸。

一二八、气　疝

平望沈　去秋以来，时发肝气，由腹左气聚有形，上攻中脘，痞满痛呕妨食，此虽肝郁气聚，实则气疝之类也。今初不由此痛起，不食不便者二旬有余，虽丸药略通燥矢，而自觉胸腹右侧总未舒和，不饥少寐，口燥味甜，舌苔腻厚，且曾发瘾瘙痒，则厥阴风木之动，必有风燥外邪煽动矣。风木乘脾，脾湿上蒸，腑既不通，其郁而为黄所必至矣。今脉得沉涩，左手略兼弦象，肝脾风湿之郁而为瘀黄，则宜清宜疏无疑矣。

洋参　橘皮　川连　枳壳　苏子　建曲　茵皮　山栀

茯苓皮　豆豉　佛手柑　姜皮

一二九、悬　痈

嘉善沈氏　冬季寒热咳呕，痰薄而多，是外寒引动内饮之症。饮之所聚，由于阳虚，阳虚即胃弱而易感。岁暮事繁，力疾操持，内劳外感，寒热复作，即发悬痈。便闭痛甚，似属实象，然体若不虚，何至疡发篡间①耶？良由

---

① 篡间：指会阴处。篡，即后庭、肛门。

体本气血两虚，气虚则不耐烦劳，血虚则经数瘕聚，所以篡阴冲督之交会处，遽致外溃也。溃后月余，又叠次感冒，故至今咳犹未止，日晡潮热。潮热在日晡，则阳明虚也。咳而少痰，或微呕，食少不渴，唇燥，则阳明津气虚也。阳明统司八脉，理固如此。脉左寸微，关虚弦，左三部皆细弦。合之脉象，自是邪少虚多，体之阳明八脉不足可见矣。此间最易成漏，固宜早为收敛，然欲疡敛必先咳止，欲咳止必先除热，除热宜养阳明之阴，止咳宜养阳明之阳，循序施治。

洋参　橘皮　云苓　半夏　麦冬　杏仁　甘草　归身
阿胶　白芍　白薇　大枣

一三〇、虚损流注

杭州倪　幼时曾患腰痛之痿，此本虚损之症，调补经久，幸而得愈者，亦赖知识①未开，童真未凿耳。方书论虚损发疡，必在腿膝腰脊大关节处，即此症也。左腿胯缝溃，阅半年余不敛，而右腿复加痛肿，此即所谓虚损流注也。此时脉象细数，食少㿠白无神，肝脾肾三经大亏之象昭著如此。前贤论三阴皆亏者，以补脾为要。盖肝肾虽虚，必赖饮食充长气血，脾为资生之源，故尤以谷气增进为本。时当春季土旺，趁早图之。

---

① 知识：智慧学识。知，通"智"。《礼记·中庸》："好学近乎知。"

党参　黄芪　黄精　陈皮　山药　菟丝　杜仲　熟地
潼蒺藜　川断　归身　萸肉　砂仁

一三一、痛泻咯血

荻港吴　据述中脘左胁之痛胀泄泻，的是肝气不调，顺乘阳明，挟痰饮而为通为泻。泻后胃纳如常，而神气反觉疏畅，是肝得疏泄，痰得流动也。至于咯血浓紫，或痰中小块瘀血，亦不过阳络中气滞，则血亦微瘀也。此皆气络偶阻为病，不足深虑。至咳未大减，疬未大消，良由情志为病，取效本不能速，宜静以俟渐愈。惟脉象弦大，未能静小，此时当调肝气化痰饮为主，腻补之品不妨暂撤。

洋参　橘核　云苓　山药　川贝　蒺藜　郁金　丹皮
阿胶　蛤壳　青皮　桑叶

一三二、湿热结毒

池湾屠　秋仲右足跗腨腐烂，浸湿月余，后患膏淋又月余，齿牙动摇而脱者十有余，下龈为多，迄今病才四月余。足跗之肿疡，既淡白不敛，而溺尚浑赤，齿燥，舌心焦黄苔厚，胃钝纳少，左睾丸偏大。脉浮取弦，沉取右寸关独虚涩，右尺独滑实。此症初由湿热蕴结之毒深伏阳明少阴之间，因缘辗转，下伤任脉，上熏胃津，实邪未化，而津气已匮。论脉症辣手可虑之至，勉拟通养阳明法，希冀得谷为先。

党参　橘皮　云苓　半夏　麦冬　大黄　谷芽　苡仁
人中黄　小茴　银花　佛手柑　绿豆

一三三、湿热痰阻

嘉兴鲍　向有瘰疬，继以不寐、怔忡、气短等症，纠缠数年。至今春似乎体气渐安，然阳虚未复，痰火之内蕴者积郁久矣。近月来雨湿过多，阳虚脒薄便溏之体，易感湿热潮浸之气，先见咳逆溺黄，继见日晡蒸热，汗多不解，咳盛痰多，且浓或呕吐，迄今旬余。热既未解，反增气逆，不能平卧，舌苔黄腻，胃钝，脉濡弦滑数，右手较大。明属湿热痰三者蒸郁阳明，尚未清化。凡清阳既不能下降，则浊阴必经上干，所以反加喘逆也。喘汗久不退，在虚体最防亡阳，庶几痰热日消，而喘汗可平。

洋参　橘皮　茯苓　杏仁　川贝　苡仁　滑石　通草
冬瓜子　天竺黄　山栀　芦根　枇杷叶

复诊：

日晡潮热是阳明风温湿热未化，以致肺痹喘急，昼夜不能平卧，甚至俯而不得仰。舌苔薄黄腻不渴，胸次膹郁，虽稍有浓黄之痰，究已清薄者多。两臑白疹隐隐不多，且曾左胁微痛，溺色颇黄。脉象浮弦数大，明属邪郁未化，肺痹为喘，即《金匮》所论肺胀症也。今时日已多，且非有余体质，岂可因循养痈贻误，当急急以定喘为要。

炙麻黄　杏仁　煨石膏　炙草　五味子　洋参　苡仁
川贝　冬瓜子　滑石　枇杷叶　芦根

一三四、痰聚肝升

南浔李　体本不和，胃聚痰饮，且有肝阳易升，故晨必多痰，时有头痛而眩。近来稍感风热，外邪引动素有痰饮肝火，故身热有汗畏风，时觉心胸火炽，即嘈杂如饥，眩晕头痛辄盛，口腻而渴，心悸呓语①，痰来反少。舌苔薄腻，脉象濡弦数，左三部较大。此肝胆阳明痰火内稽，多升少降之故。体虽不足，此时宜先清痰火，以熄肝胆而和阳明。

洋参　橘皮　茯苓　金斛　川贝　杏仁　丹皮　杭菊
石决明　山栀　桑叶　竹茹

上方案一百六十七首②。

① 呓语：比喻荒谬糊涂的话。
② 一百六十七首：含复诊、三诊等，合计 167 首。

跋

业师梦庐夫子，以儒业医，以医济世。凡二十年来，笔下活人千万亿，其医案之存于珠村草堂者已汗牛充栋矣，岂区区摘本足以发其箧①藏？然红炉点雪②，功不在多也。我友小坡徐君，从事夫子十有五载，深得心传，犹拳拳③以此本为法守，其好学深思，过人远甚。尝语余曰：案者，按也。按症施治，规矩存乎中，智巧运于外。非我夫子夙负奇才，不能出奇文，立奇论，制奇方，疗奇病，以成此奇案也。医之理，治之法，悉阐古圣之精义，为后学之津梁④。吾徒之师资不赖是乎？余深然之，而愧不能赞叹一词，以窥其微奥。因备数言，以志于卷末。

丙申首夏德清宋之斤谨跋

---

① 箧（qiè 妾）：箱子一类的东西。
② 红炉点雪：大火炉里放进一点雪，立即融化。比喻一经点拨，立即领悟。
③ 拳拳：勤勉貌。
④ 津梁：渡口和桥梁，比喻能起引导、过渡作用的事物或方法。

受业诸生

　　张丹书　　万寿昌　　叶应辰　　徐国琛　　沈爱莲　　宋之斤
周灏　　张元吉　　汪辰　　陈允升　　沈丰元　　沈永　　梁晋　　管
辰　　沈泰　　施辛锐

校注后记

《张梦庐先生医案》，又名《珠村草堂医案》。著者为清代江南名医张千里。所载医案以内科杂病为主，如支饮、吐血、咳嗽、痰痫、中络、痿症、疹疟等，兼涉妇科、儿科、皮肤科等。其案记述详细，医案每每具有独到的临床见解，有助于读者拓展治疗思路、丰富治疗方法，因此具有很大的研究价值。案后附有张梦庐先生门人宋之斤跋及受业诸生的姓名。

一、作者生平考证

张千里（1784—1839），字子方，号梦庐，祖籍浙江嘉兴，徙居桐乡青镇（今乌镇）后珠村。为清代"浙西三大医家"之一。张氏自幼聪颖，长而博学，擅书法，工诗文。因家贫不能读书深造，后遂以教书为生，教书之暇兼学医学。藏书万卷，藏书室曰"珠村草堂"。张氏著述据《桐乡县志·艺文志》所载，有《珠村草堂集》《菱塘棹歌百首》《闽游草》（一卷）等，惜均已失传。但其所遗医案甚丰，《乌青镇志》载其著有《珠村草堂医案》十二卷、《珠村夜谭》。张光昌、张光治、张光裕、张光锡、张光斗为其子。

二、版本馆藏情况调研

查阅《全国中医图书联合目录》《中国医籍通考》

《中国医籍大辞典》等图书目录，并到实地进行调研，馆藏情况如下：《张梦庐先生医案》，又名《珠村草堂医案》，所藏版本有：门人徐国琛编，休宁程麟书抄本，藏于中华医学会上海分会图书馆，三册；张光昌编辑抄本，藏于上海图书馆；门人徐国琛编辑，潘文清重录，藏于上海中医药大学图书馆，共四册；荥阳恂斋抄本，藏于上海中医药大学图书馆。

三、底本及校本选择

《张梦庐先生医案》休宁程麟书抄本：共三册，封面题为"张梦庐先生医案"，内封写有"珠村草堂医案，休宁程麟书甫瑞徽手抄，桐乡张梦庐夫子著，门人徐国琛编辑"等字样。朱丝栏，单鱼尾，一页有 10 行，每行 26 ~ 28 个字。其案记述详细，甚或满满 2 页，短则 6 ~ 7 行，共 167 首医案，朱笔作标记，多未标病名。后有跋。

《张梦庐先生医案》张光昌抄本：共 38 首医案，该抄本品相欠佳，医案中半数未抄录处方。

《珠村草堂医案》潘文清抄本：封面为"珠村草堂"，内封为"珠村草堂医案，桐乡张梦庐先生著，门人徐国琛编辑"，共四册，卷首写有"潘文清重录于剑慧草堂"字样，品相尚可，载有医案 200 余首，不足之处为全书处方无剂量。

《珠村草堂医案》荥阳恂斋抄本：品相可，分上下两册，上册为论某某医案，共 10 案，下册共 47 首医案。

上述医案均为张梦庐先生临诊医案，但系不同时间抄录的不同患者的医案，综合版本品相、医案数量、理法方药是否齐全等方面，最终确定以休宁程麟书抄本为底本，其他各本为校本进行校勘。

总 书 目

I

诊　　法

针灸推拿

本　草

鼎刻京板太医院校正分类青囊药性赋 济世碎金方

方　书

医便

卫生编

袖珍方

内外验方

仁术便览

古方汇精

圣济总录

众妙仙方

李氏医鉴

医方丛话

医方约说

医方便览

乾坤生意

悬袖便方

救急易方

程氏释方

集古良方

摄生总论

辨症良方

卫生家宝方

寿世简便集

医方大成论

医方考绳愆

鸡峰普济方

饲鹤亭集方

临证经验方

思济堂方书

揣摩有得集

亟斋急应奇方

乾坤生意秘韫

简易普济良方

名方类证医书大全

南北经验医方大成

新刊京本活人心法

临证综合

医级

医悟

丹台玉案

玉机辨症

古今医诗

本草权度

弄丸心法

医林绳墨

医学碎金

医学粹精

医宗备要

医宗宝镜

医宗撮精

医经小学

医垒元戎

医家四要

证治要义

松厓医径

济众新编

扁鹊心书

素仙简要

慎斋遗书

丹溪心法附余

方氏脉症正宗

世医通变要法

医林绳墨大全

医林纂要探源

普济内外全书

医方一盘珠全集

医林口谱六法秘书

温 病

伤暑论

温证指归

瘟疫发源

医寄伏阴论

温热论笺正

温热病指南集

瘟疫条辨摘要

内 科

医镜

内科摘录

证因通考

解围元薮

燥气总论

医法征验录

医略十三篇

琅嬛青囊要

医林类证集要

林氏活人录汇编

罗太无口授三法

芷园素社痎疟论疏

女 科

广生编

仁寿镜

树蕙编

女科指掌

女科撮要

广嗣全诀

广嗣要语

广嗣须知

宁坤秘籍

孕育玄机

妇科玉尺

妇科百辨

妇科良方

妇科备考

妇科宝案

妇科指归

求嗣指源

茅氏女科

坤元是保

坤中之要

祈嗣真诠

种子心法

济阴近编

济阴宝筏

秘传女科

秘珍济阴

女科万金方

彤园妇人科

女科百效全书

叶氏女科证治

妇科秘兰全书

宋氏女科撮要

节斋公胎产医案

秘传内府经验女科

儿　科

婴儿论

幼科折衷

幼科指归

全幼心鉴

保婴全方

保婴撮要

活幼口议

活幼心书

小儿病源方论

幼科百效全书

幼科医学指南

活幼心法大全

补要袖珍小儿方论

外　科

大河外科

外科真诠

枕藏外科

外科明隐集

外科集验方

外证医案汇编

外科百效全书

外科活人定本

外科秘授著要

疮疡经验全书

外科心法真验指掌

片石居疡科治法辑要

伤　科

正骨范

伤科方书

接骨全书

跌打大全

全身骨图考正

眼　科

目经大成

目科捷径

眼科启明

眼科要旨

眼科阐微

眼科集成

眼科纂要

银海指南

明目神验方

银海精微补

医理折衷目科

证治准绳眼科

鸿飞集论眼科